Henry PETIT

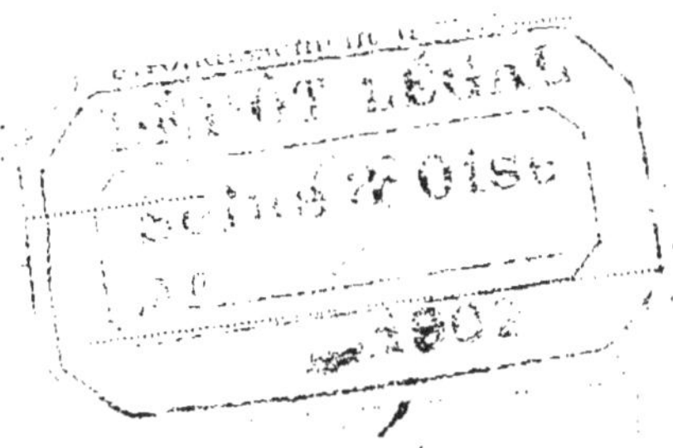

Guide Thérapeutique

des

Infirmeries Régimentaires

Masson & Cie

GUIDE THÉRAPEUTIQUE

DES

INFIRMERIES RÉGIMENTAIRES

GUIDE THÉRAPEUTIQUE

DES

INFIRMERIES RÉGIMENTAIRES

PAR

Le Docteur Henry PETIT

MÉDECIN-MAJOR DE 1re CLASSE

PARIS

MASSON & Cie, ÉDITEURS

LIBRAIRES DE L'ACADÉMIE DE MÉDECINE

120, BOULEVARD SAINT-GERMAIN

—

1902

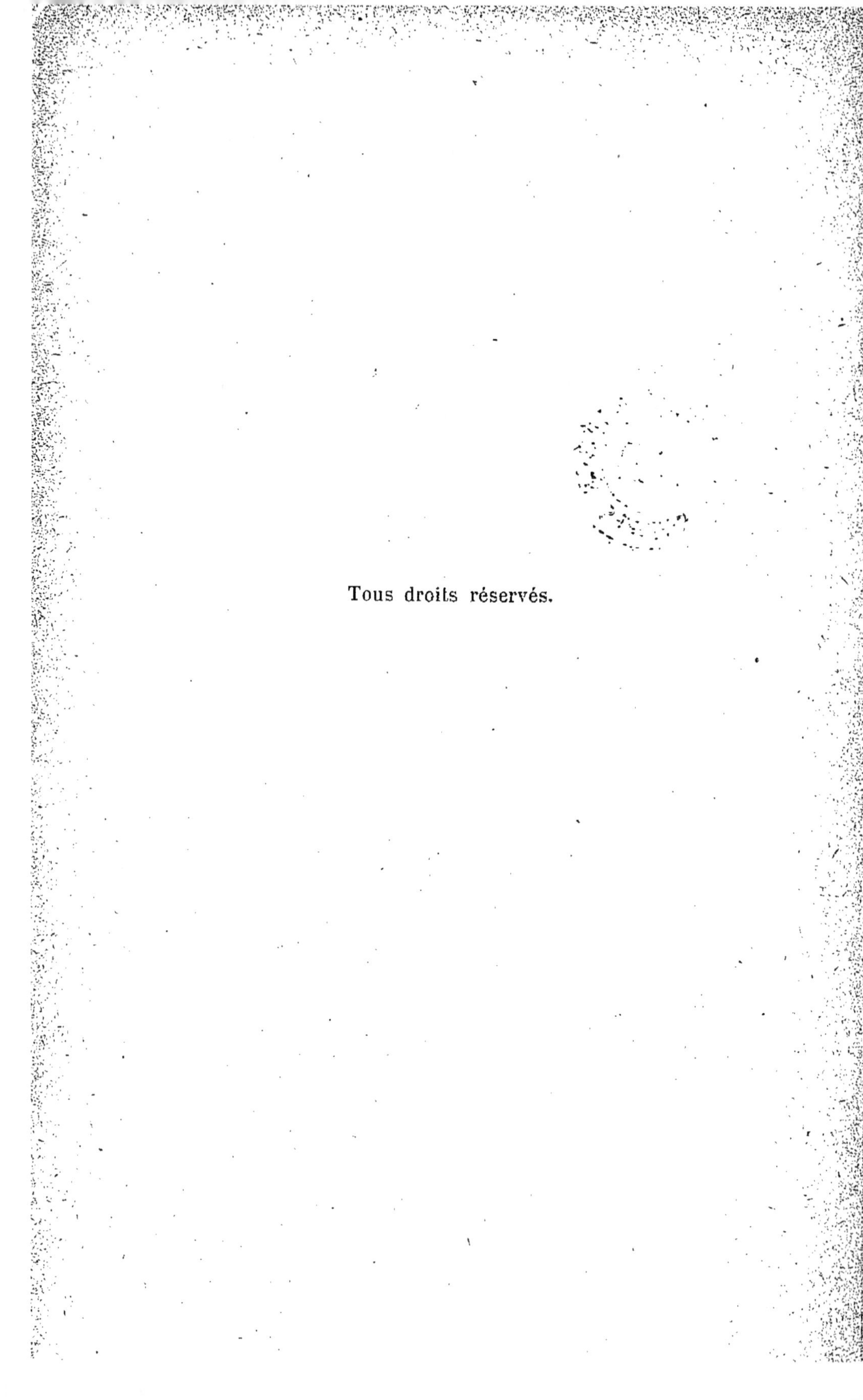

GUIDE THÉRAPEUTIQUE

DES

INFIRMERIES RÉGIMENTAIRES

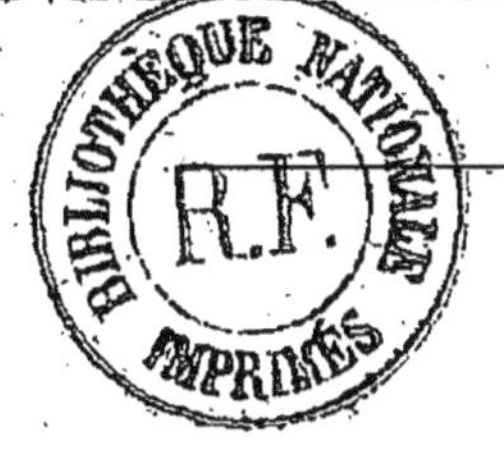

J'ai l'honneur de présenter un ouvrage appelé : *Guide thérapeutique des Infirmeries régimentaires.*

J'ai pris toutes les maladies énumérées dans la nomenclature n° 4, et j'ai successivement donné, pour chacune d'elles, leur traitement aussi complet que possible, en ne me servant que du matériel et des médicaments assez restreints, accordés aux infirmeries régimentaires par l'instruction du 13 août 1899.

Sans rien présenter de neuf, j'ai tenu seulement à condenser, avec le plus d'ordre possible, toutes les formules et tous les moyens de traitement que nous sommes appelés à appliquer, avec les ressources limitées de nos infirmeries régimentaires.

L'idée qui m'a guidé dans la conception et l'exécution de ce petit ouvrage est de rendre service à nos confrères de l'armée active, de la réserve et de la territoriale.

Les médecins de l'armée active y trouveront groupés tous les renseignements qui leur seront utiles pour le traitement des maladies soignées à l'infirmerie, et pour les formules pharmaceutiques,

Les médecins de réserve et de territoriale, souvent appelés à diriger seuls une infirmerie régimentaire, y puiseront toutes les indications nécessaires pour ordonner, dans telle et telle affection, un traitement dont les formules thérapeutiques diffèrent, de façon notable, de la thérapeutique générale de la clientèle civile.

Mon but sera atteint si, accueilli avec une indulgente bienveillance, cet ouvrage peut rendre service, dans l'intérêt de nos soldats.

Dr PETIT.

Commercy, février 1902.

AVERTISSEMENT

Les maladies sont classées d'après l'ordre de la nomenclature n° 4.

Leur traitement est présenté suivant un plan d'ensemble qui donne les indications thérapeutiques depuis le début de la maladie jusqu'à sa fin.

Dans quelques chapitres, nombreuses sont les formules que l'on trouvera : elles sont placées par ordre de préférence, en laissant cependant le plus grand choix au médecin traitant.

Pour les affections chirurgicales, j'ai présenté, dans un chapitre spécial, le traitement des contusions, — des plaies simples, — des plaies contuses, applicable à toutes les parties du corps, pour éviter les redites. — Je n'ai eu ensuite à indiquer — dans les chapitres suivants — que les considérations particulières à chaque région.

A la fin de l'ouvrage, se trouve un appendice avec quelques notices qui pourront être consultées avec fruit.

PREMIÈRE SECTION

MALADIES GÉNÉRALES

1. Fièvre éphémère, courbature. — 11. Oreillons. — 17ª. Paludisme, a, fièvre intermittente simple. — 31ª. Rhumatisme, a, musculaire. — 37. Anémie légère. — 43. Alcoolisme, a, aigu.

1. — FIÈVRE ÉPHÉMÈRE, COURBATURE

La *fièvre éphémère* s'observe fréquemment chez les soldats, particulièrement chez les recrues, par suite d'un manque d'entraînement, ou chez les anciens soldats, après une fatigue prolongée ou des exercices multipliés (périodes d'entraînement, manœuvres).

Le *traitement* est en général simple.

1º Repos au lit. Le repos est considéré, en ce cas, comme un *véritable traitement.*

2º Diète lactée : un litre de lait matin et soir ; tisane de glycine ou de tilleul.

3º Si la langue est un peu saburrale, vous vous trouverez bien d'un purgatif léger, tel qu'un verre de sulfate de magnésie, 20 grammes de sel pour 200 grammes d'eau.

4º Au bout de quatre à six jours, la courbature disparaît et la fièvre n'existe plus.

Alimentez un peu le malade, et progressivement vous lui donnez : bouillon et œufs. — Côtelette ou beafteck avec demi-portion — puis une portion, et enfin le régime ordinaire.

Sortie après une huitaine ou une dizaine de jours de traitement.

A sa sortie, le malade pourra être exempté, s'il y a lieu, de quatre ou huit jours d'exercice, de marche ou de manœuvres.

11. — OREILLONS

Le *traitement* de la *forme simple* des oreillons comporte surtout des soins hygiéniques.

1° Au début, dès le premier jour, aussitôt que le malade se présente à votre visite, un purgatif salin : 30 grammes de sulfate de magnésie dans un verre d'eau.

Le *traitement local* consistera en frictions, matin et soir, à l'huile camphrée tiède sur les régions parotidiennes ; ensuite, enveloppement ouaté ; — gargarismes boriqués répétés dans la journée :

> Acide borique...............   25 grammes.
> Eau bouillie...............   1000   —

pour gargarismes.

2° On prendra soigneusement la température tous les jours, et si l'on observe un petit mouvement de fièvre — ce qui est fréquent au début de la maladie —, on prescrira de 2 à 4 grammes de salicylate de soude (Gaston Lyon), ce qui aura l'avantage d'atténuer les douleurs ; — ou 0,30 à 0,50 centigrammes de sulfate de quinine en solution au 1/20ᵉ, ou encore, de 3 à 5 pilules (à 1 décigramme) de sulfate ou de chlorhydrate basique de quinine.

3º Au bout de quatre à six jours, le gonflement et la douleur diminuent, le cou proconsulaire disparaît ; il suffit de continuer l'enveloppement ouaté des régions parotidiennes, ainsi que les gargarismes boriqués, jusqu'à la sortie de l'infirmerie.

Comme *alimentation* : les cinq premiers jours, régime lacté exclusif : un litre de lait, matin et soir, — du sixième au dixième jour : demi-portion et demi-litre de lait par jour ; — du onzième au quinzième jour, régime ordinaire.

Au bout de quinze jours, sortie, après désinfection, et permission de huit à quinze jours, demandée au colonel, pour que le malade ne rentre pas de suite dans le casernement, et ne soit pas en contact avec ses camarades.

En cas de *complications testiculaires :* repos au lit, diète lactée ; 0,50 à 0,75 centigrammes de quinine, suivant la température.

Cataplasmes laudanisés (de farine de lin); ou compresses très chaudes appliquées sur les testicules qui sont maintenus relevés par une planchette ou un carton ouaté.

Il est nécessaire que cette planchette ou ce carton ait une longueur assez grande pour bien reposer sur les deux cuisses, et une échancrure suffisante, pour qu'une fois matelassées d'ouate, les bourses soient bien maintenues et bien relevées.

Il faut *éviter* soigneusement toute application de

pommade mercurielle, qui pourrait occasionner de la salivation et avoir un fâcheux retentissement sur les parotides.

On a conseillé parfois de donner l'iodure de potassium à faible dose. Par jour :

> Iodure de potassium............ 0 gr. 50
> Eau........................... 60 grammes.

Dans le cas de *forme grave*, que l'on rencontre rarement, c'est vrai, avec hyperthermie et phénomènes nerveux, envoi d'urgence à l'hôpital.

17ª. — FIÈVRE INTERMITTENTE SIMPLE

La *fièvre intermittente simple* est assez rarement observée chez nos soldats tenant garnison en France.

Elle s'observe plus souvent chez les troupes qui résident en Algérie, et elle est assez fréquente chez les soldats de la Légion étrangère, en raison de leur séjour dans nos différentes colonies.

Il y a trois formes à observer : **type quotidien** ; — **type tierce** ; — **type quarte**.

1º Pendant l'*accès* même, il n'y a que peu de chose à faire : dès que le frisson a éclaté, coucher le malade et le réchauffer le plus rapidement possible (couvertures — boules d'eau chaude — thé chaud) et attendre la fin de l'accès ;

2º Dès le lendemain, commencez le traitement par un purgatif qui balayera les voies digestives.

Les purgatifs salins sont généralement rejetés par les vomissements ; adoptez de préférence l'*huile de ricin* (Dr Klein, Kaïfa, Syrie) que vous administrez à l'aide de l'artifice suivant, emprunté aux Arabes :

« Dans un verre de lait, on verse 15 à 20 grammes d'huile de ricin, et l'on chauffe le tout avec une cuiller. Au bout de quelques minutes, on obtient une émulsion parfaite. L'huile de ricin, administrée de cette façon, agit en dose moindre qu'administrée pure. — 15 à 20 grammes suffisent pour purger un adulte. »

3° Puis, quand vous connaîtrez la forme de la fièvre, et l'heure approximative du retour de l'accès, — que l'on constatera bien mieux par une élévation de la température, qui précède souvent de deux heures le frisson initial (et le malade, du reste, vous renseignera à ce sujet), — administrez toujours au début un gramme de quinine (chlorhydrate basique de solution de quinine au 1/20°), cinq à six heures avant l'accès ; — puis les deux jours suivants, 0,80 centigrammes de quinine.

Du 4° au 7° jour, pas de quinine.
Du 8° au 10° jour, 0,60 centigrammes de quinine.
Du 11° au 14° jour, pas de quinine.
Les 15° et 16° jours, 0,60 centigrammes de quinine.
Du 17° au 20° jour, pas de quinine.
Les 21° et 22° jours, 0,60 centigrammes de quinine.

Ce traitement est celui préconisé par M. Laveran, qu'il désigne sous le nom de : **méthode des traitements successifs.**

Si l'on peut, on aura avantage à administrer la quinine, immédiatement avant le repas, avant la première cuillerée de soupe : l'estomac la tolère mieux.

Sinon, on fera prendre la quinine dans du café noir que l'on pourra se procurer à la cantine.

Il faut donner la préférence à la solution de quinine au 1/20e, chlorhydrate basique, dont l'absorption est plus sûre que celle des pilules de quinine qui ont une action plus tardive et moins fidèle.

Après trois semaines de ce traitement successif, le malade pourra prendre dix à quinze jours de repos, avant de recommencer une nouvelle série.

Ce traitement sera prolongé pendant plusieurs mois, avec des intervalles d'autant plus espacés que les accès deviendront plus rares.

4° Mais, alors même que les accès auraient complètement disparu, nous conseillerons au malade de se soumettre au traitement quinique, dix à quinze jours tous les trimestres, pour éviter tout réveil du paludisme.

Lorsque le malade aura terminé son traitement de quinine, il pourra prendre du vin de quinquina, un verre avant chaque repas.

Pour le *type tierce*, donnez la quinine douze heures avant l'accès ; — pour le *type quarte*, quinze heures avant l'accès.

5° Le soldat atteint de fièvre paludéenne sera exempté d'exercices fatigants, de marches prolongées, surtout au soleil.

Il devra être ménagé ; s'il est anémié, il sera inscrit sur la liste des malingres temporaires ou permanents.

Il pourra être proposé pour les *bains de mer*, ou encore avec avantage pour les *eaux de Vichy*, — parfois même pour les *eaux de Bourbonne-les-Bains*.

6° Dans les cas graves, les accès pernicieux, la cachexie palustre, envoi d'urgence à l'hôpital.

7° Nous ne donnons que pour mémoire, et en cas d'urgence, la solution de chlorhydrate basique pour injection hypodermique :

Quinine (chlorhydrate basique).   3 grammes.
Eau distillée..................   Q. S.

pour faire 0,10 centimètres cubes de soluté, neutre au tournesol.

Un centimètre cube renferme 0,30 centigrammes de sel.

Cette injection, pour être moins douloureuse, sera chauffée légèrement, pour la rapprocher de la température du corps, et sera injectée très lentement.

On a parfois intérêt à faire usage de solutions peu concentrées, et à multiplier les injections.

8° Disons enfin que le Dr Villanova a décrit les bons résultats qu'il a obtenus par les injections rectales d'eau salée froide : on administre d'abord un lavement évacuant ordinaire, et on introduit dans le rectum, toutes les demi-heures, au moyen d'une sonde et d'un bock tenu à une faible hauteur, 150 grammes d'eau salée à 7 p. 1 000, préalablement bouillie, puis refroidie.

S'il y a hypothermie, les lavements seront donnés tièdes au lieu de froids.

31ª. — RHUMATISME MUSCULAIRE

A. 1° Le *rhumatisme musculaire* est justiciable particulièrement du repos au lit ; — d'un massage, de un quart d'heure à vingt minutes, des muscles ou groupes de muscles atteints de rhumatismes ; — de frictions faites avec de l'huile camphrée, à laquelle on ajoute XXV gouttes de teinture d'opium ; massage ou frictions suivis d'un bon enveloppement ouaté.

En Allemagne, en Angleterre, le peuple depuis longtemps se sert de frictions à l'huile de foie de morue contre les affections rhumatismales. — Pline, du reste, en signalait l'usage dans les maladies de la peau.

2° Comme *régime*, la diète lactée — 2 et 3 litres de lait par jour ; dans lesquels on fait mettre 2 grammes de bicarbonate de soude par litre.

3° Au début, on se trouvera bien, le plus généralement, d'un léger purgatif salin : un verre de sulfate de magnésie, 25 grammes, le matin.

Le *torticolis* aigu, dans sa première période inflammatoire, est justiciable des moyens médicaux en usage contre le rhumatisme musculaire, tels que : fomentations chaudes — liniments calmants opiacés — injections de morphine, une ou deux fois par jour.

L'extension continue de la tête, — sans aucun mouvement, — le massage constituent les méthodes de choix pour traiter le torticolis, avec un bon enveloppement ouaté de la nuque.

Si le rhumatisme musculaire a des tendances à se généraliser, le salicylate de soude est alors indiqué.

Salicylate de soude....... 4 à 6 grammes.
Eau 100   —

F. s. a. en quatre fois dans les vingt-quatre heures.

B. A côté du rhumatisme musculaire, il nous faut parler aussi quelque peu du *rhumatisme monoarticulaire*, apyrétique, de ces douleurs rhumatoïdes qu'on observe encore assez fréquemment chez nos soldats, particulièrement aux articulations médio-tarsiennes, à celles du cou-de-pied, à celles du poignet, qui s'accompagnent d'un léger œdème, d'un peu de gonflement, avec infiltration des gaines tendineuses du dos du pied, ou périmalléolaires.

Bien que le rhumatisme *articulaire*, même léger, ne soit pas compris dans la nomenclature des maladies à traiter dans nos infirmeries, pourquoi nous octroyerait-on, dans nos approvisionnements d'infirmerie, 150 grammes de salicylate de soude par trimestre, si nous ne pouvions pas soigner et garder dans notre infirmerie quelques cas légers de rhumatisme monoarticulaire apyrétique ?

Cela est logique, et nous pouvons être autorisés, je crois, à le faire sans inconvénient.

Du reste, si le cas s'aggrave, si la fièvre s'établit, si l'on craint quelque complication du côté du cœur, il faudra, sans tarder, faire entrer le malade à l'hôpital.

Quant à ces cas légers dont je parle et dont nous avons tous été les témoins, ils ne méritent vraiment pas l'hospitalisation.

Le *traitement* de ces cas est le suivant :

1° Repos au lit. Immobilité du membre. Enveloppement ouaté, après une friction douce, faite matin et soir avec :

> Huile camphrée.............. 20 grammes.
> Teinture d'opium............ XX gouttes.

Si la douleur est assez vive, prescrivez le salicylate de soude :

Salicylate de soude........ 4 à 6 grammes.
Eau distillée..............   60   —

A prendre par cuillerée à bouche, en cinq fois, dans la journée, l'action du salicylate devant être en effet continue.

On se trouvera bien quelquefois d'associer au salicylate, pour calmer la douleur, 0,50 centigrammes de chlorhydrate de quinine.

Le suc de réglisse est donné par les Allemands comme le meilleur correctif du salicylate de soude, et ils le prescrivent ainsi :

Salicylate de soude.........   5 grammes.
Eau distillée................ 150   —
Suc de réglisse.............   5   —

Une cuillerée à bouche toutes les deux heures.

2° Puis, on entourera les parties douloureuses de cataplasmes de sable chaud, renfermé dans un sachet en toile forte.

3° Comme régime, lait, bouillon, 4 à 6 grammes de bicarbonate de soude à mettre dans le lait.

4° Au bout de quelques jours, quand il y a un soulagement marqué, massage, puis application de teinture d'iode sur les points atteints.

5° Si le rhumatisme tend à prendre une *forme chronique*, vous prescrirez l'iodure de potassium à faible dose, de 0,50 centigrammes à 1 gramme par jour, *jamais plus*, mais continué longtemps.

Comme traitement local, le massage et les badigeonnages iodés feront vite justice du reliquat de l'atteinte rhumatismale.

Gubler conseillait, dans la forme d'arthrite chronique, le badigeonnage de la jointure douloureuse avec la solution :

Iodoforme................ 1 gramme.
Alcool à 90°.............. } āā 2 grammes.
Éther sulfurique.......... }

et recouvrir de ouate.

Guéneau de Mussy, à son tour, dans le but de stimuler la force plastique et de réveiller le travail nutritif, prescrivait l'iode et l'iodure de potassium, intus et extra, dans le rhumatisme subaigu, surtout chez les sujets lymphatiques.

6° Le rhumatisant sera surveillé, particulièrement dans les garnisons de l'est et du nord-est, par les temps froids et humides, où il sera exempté de services extérieurs, de tir à la cible, en raison du stationnement prolongé sur le sol humide du terrain de manœuvres.

Comme cure hydrominérale, le rhumatisant sera dirigé sur Barèges, Bourbonne, Bourbon-l'Archambault.

Il sera présenté, s'il y a lieu, à la commission de réforme.

Nous n'oublierons pas enfin qu'il y a un *pseudo-rhumatisme* consécutif au surmenage, bien étudié par MM. A. Mathucé, Dreyfus-Brissac, A. Robin et Lubanski, Lagrange. Le surmenage peut produire des arthropathies, dans les articulations les plus fatiguées chez le soldat, telles que les genoux et les articulations tibio-tarsiennes. Leur seul *traitement* est le repos et l'hygiène.

37. — ANÉMIE LÉGÈRE

L'*anémie* est presque toujours secondaire et consécutive à des maladies générales, elle peut être la conséquence de la dyspepsie, de la syphilis, de la tuberculose latente au début, — ou d'un séjour plus ou moins prolongé dans les pays paludéens (armée coloniale, armée d'Algérie, corps de certaines garnisons de France).

Le *traitement* consiste en :

1º Repos. Bonne alimentation. Vin de quinquina.

Alcoolé de quinquina........　20 grammes.
Vin généreux..............　1 litre.

2º Donner les préparations de fer.

Solution :

Tartrate ferrico-potassique...　1 gramme.
Eau.....................　60 grammes.

A prendre par jour en deux fois ;

ou, formule de Simon :

Perchlorure de fer..........　V gouttes.
Eau pure................　30 grammes.

par jour ;

ou, l'eau ferrée, qui est une excellente préparation un peu tombée dans l'oubli. Verser un litre d'eau bouillante sur une bonne poignée de vieux clous. Après vingt-quatre heures d'attente, boire trois verres dans la journée.

3º On recommande aussi l'hydrothérapie, l'été surtout, une douche, suivie d'une friction.

Cette douche peut se donner dans la salle de bains-douches du régiment.

On a vanté, ces temps derniers, l'emploi de solutions salines contre l'anémie : 7 grammes de chlorure de sodium pour 1 000 grammes d'eau bouillie, c'est le sérum artificiel.

Mais ce traitement, que nous ne pouvons pour ainsi dire pas employer dans nos infirmeries régimentaires, doit être fait avec beaucoup de ponctualité et continué longtemps.

Dans le cas où l'on se trouverait dans la nécessité de pratiquer sur-le-champ une injection de sérum, — ce qui peut se présenter, — nous conseillerions ce moyen pratique : utiliser un flacon qui contiendrait 500 grammes de sérum artificiel, et qui serait bouché avec un bouchon en caoutchouc portant deux tubulures : à l'une serait adapté un tube en caoutchouc avec l'aiguille hypodermique, à l'autre, une soufflerie en caoutchouc. Ce procédé de fortune, bien décrit par Lejars, est trop connu pour que nous y insistions davantage.

43. — ALCOOLISME AIGU

L'*alcoolisme aigu*, l'ivresse, est heureusement rare aujourd'hui dans l'armée.

Le traitement de l'alcoolisme aigu consiste :

1° Mettre l'homme dans son lit ;

Favoriser les vomissements ou les provoquer par la titillation de la luette pour obtenir l'élimination de l'alcool ingéré ;

Mettre dans les 3/4 d'un verre d'eau, X à

XV gouttes d'ammoniaque à faire prendre sur-le-champ, si c'est possible ;

S'efforcer un peu plus tard de faire absorber un quart de café.

2° Les jours suivants, combattre l'embarras gastrique consécutif à l'ingestion de l'alcool par la diète lactée : 2 à 3 litres de lait par jour, sans autre alimentation ; — quelques boissons acidulées ou amères.

On donnera, le troisième ou le quatrième jour, 1 gramme de rhubarbe, deux jours consécutifs.

3° Dans le cas où la respiration serait stertoreuse, où un état comateux ferait craindre une complication cérébrale, il serait nécessaire d'appliquer de l'eau froide sur la tête, voire même de la glace, si on le peut ; — de larges sinapismes liquides à chaque mollet ; — des ventouses appliquées en grand nombre ; et ceci fait, envoyer immédiatement le malade à l'hôpital, où il sera accompagné par un infirmier, ou même par un médecin.

DEUXIÈME SECTION

MALADIES DU SYSTÈME NERVEUX

45. Névralgies : *a*, faciale ; *b*, intercostale ;
c, sciatique ; *d*, testitulaire.

45. — NÉVRALGIES

Nous donnerons d'abord le traitement de la *névralgie* en général ; puis celui des *névralgies spéciales* : névralgie faciale ; — névralgie intercostale ; — névralgie sciatique ; — névralgie testiculaire.

Le *traitement général* des névralgies comporte surtout celui de la maladie causale : syphilis n° 223 ; — paludisme n° 17 ; — anémie n° 37.

1° Traitement de la médication analgésique : injections sous-cutanées de morphine :

Chlorhydrate de morphine...   1 gramme.
Eau de laurier-cerise.......   50 grammes.

Un gramme ou XX gouttes = 0,02 de sel. Une demi-seringue matin et soir *loco dolenti*.

Concurremment, on ordonnera : infusion de thé ; — café noir ; — vin de quinquina ; — chlorhydrate de quinine 0,30 à 0,60 centigrammes par jour.

2° Traitement de la médication révulsive : pointes de feu, *loco dolenti* ; — injections d'éther : une seringue de Pravaz, matin et soir ; vésicatoires volants, à laisser jusqu'à rubéfaction de la peau, de trois à cinq heures ; — massage ou frictions sèches ; — applications répétées de teinture d'iode, 2 et 3 couches par jour, jusqu'à faire peler la peau ; — sinapisme liquide.

On y joindra, si l'on peut, l'hydrothérapie générale et la douche locale.

En cas de *névralgie rebelle*, on enverra le malade à l'hôpital.

Névralgie faciale. — Le premier soin à prendre est d'examiner la bouche et de soigner les caries dentaires.

Dans le cas de *névralgie périodique* et intermittente : chlorhydrate de quinine, 1 gramme par jour, en une fois, ou en deux fois par jour, selon le résultat obtenu ; — dans le cas d'anémie : fer, sous la forme de :

> Tartrate ferrico-potassique..   1 gramme.
> Eau distillée...............   60 grammes.

et hydrothérapie ; — dans le cas de syphilis, mercure et iodure de potassium. Voir n° 223.

On a proposé de faire des frictions localement avec :

> a)   Chlorhydrate de morphine..   0 gr. 20
>   Vaseline..................   30 grammes.

ou

> b)   Alcool camphré.,......   30 grammes.
>   Ammoniaque............   10   —

On trempe une compresse dans ce liquide et on l'applique sur la région douloureuse jusqu'à ce que la peau rougisse. Par-dessus, taffetas gommé et ouate.

c) On recommande aussi les frictions avec :

Eau laurier-cerise............ 10 grammes.
Teinture d'opium......... XV gouttes.

On en met aussi V gouttes dans l'oreille, sur un tampon de coton hydrophile.

d) Le massage a donné quelquefois de très bons résultats.

Névralgie intercostale. — Ici aussi, il faut tout d'abord examiner : les poumons, — la plèvre, — le cœur, — le péricarde — et rechercher aussi s'il y a une compression locale ou une lésion médullaire.

On essayera alors: *a*) la révulsion par le vésicatoire volant ; — par les pointes de feu ; — par les badigeonnages à la teinture d'iode.

b) Le chlorhydrate de quinine, à la dose de 0,75 centigrammes à 1 gramme par jour, — ou le salicylate de soude de 2 à 4 grammes en une ou deux prises.

c) La compression ouatée du thorax avec un bandage de corps bien serré.

d) Des frictions avec :

Alcool camphré............ 90 grammes.
Ammoniaque............... 15 —
Teinture d'opium......... 5 —

Cette solution est appliquée sur les points douloureux pendant quinze minutes, à l'aide d'une compresse bien imbibée.

Névralgie sciatique. — Pointes de feu fréquemment renouvelées à la face postérieure de la cuisse, le long du trajet du nerf ; — ventouses nombreuses au-dessous du pli fessier et à la face postérieure de la cuisse ; — injections de morphine :

> Chlorhydrate de morphine....... 0 gr. 10
> Eau de laurier-cerise........... 20 grammes.

Une seringue de Pravaz, ou deux, dans les vingt-quatre heures.

Le massage *à sec* a été aussi recommandé.

Si ces moyens sont insuffisants, on peut essayer la compression instrumentale au moyen d'une pelote qu'on serre en position verticale sur le point du trajet du nerf qui paraît le mieux approprié : cette compression durera un quart d'heure environ.

Le nombre et la durée des séances varient selon l'endurance du sujet.

On peut appliquer plusieurs pelotes quand il y a plusieurs points douloureux : ce sont comme de véritables garrots.

Névralgie testiculaire. — Repos au lit.
Frictions ou onctions avec :

> Glycérine .... 30 grammes.
> Teinture d'opium......... XXX gouttes.

Lavements froids, assez répétés, si l'on obtient un soulagement notable. Bandelettes de sparadrap caoutchouté mercuriel.

Les bourses seront soigneusement relevées sur un carton échancré, bien matelassé de ouate, et assez long pour que les extrémités reposent franchement sur les cuisses.

TROISIÈME SECTION

MALADIES DE L'APPAREIL RESPIRATOIRE

66. Épistaxis. — 67. Coryza. — 71. Laryngite simple : a, aiguë ; b, chronique. — 74. Goitre. — 75. Bronchite : a, aiguë. — 84. Pleurésie : b, sèche.

66. — ÉPISTAXIS

Tout le monde connaît les nombreux procédés employés pour arrêter les *épistaxis* : tenir la tête droite ; — mettre le malade à l'air frais ; — se serrer les deux narines ; — élever le bras correspondant à la narine qui saigne ; — appliquer de l'eau froide sur la tête et sur la nuque.

Le moyen banal : enfoncer une grosse clef dans le dos pour provoquer un saisissement.

A. En dehors de ces moyens classiques, nous allons en signaler d'autres plus scientifiques.

1° Toucher la cloison de la narine qui saigne avec un tampon de ouate trempé dans :

Perchlorure de fer......... XV gouttes.
Eau...................... XXX —

et comprimer la narine qui saigne sur ce tampon. Ce procédé est peu recommandé en raison de l'excitation de la muqueuse sous l'influence du perchlorure.

2° Tailler une éponge finè en cylindre, la tremper dans cette même solution de perchlorure de fer, ou dans une solution d'eau boriquée à 4 p. 100 et l'introduire dans la narine.

3° Ou rouler un petit morceau d'amadou en coin, le saupoudrer d'acide borique, — ou de sous-nitrate de bismuth, et le faire pénétrer dans la narine où il restera plusieurs heures.

Pour enlever ou l'éponge ou l'amadou, on humecte patiemment à l'eau chaude, pour ne pas déchirer la muqueuse et renouveler l'épistaxis, et on introduit ensuite un peu de vaseline boriquée.

4° Rendu conseille pour les épistaxis rebelles la poudre :

<pre>
Tannin....................   1 gramme.
Sucre en poudre...........   10 grammes.
</pre>

à respirer.

B. Un excellent moyen est la cautérisation appliquée comme suit : .

On lave l'intérieur des narines, en reniflant de l'eau très chaude. On introduit ensuite de petits tampons de ouate, gros comme des noisettes, dans la narine saignante, comblant le vestibule jusqu'à l'entrée de la narine. — Pendant que l'hémostase momentanée se fait, on prépare deux stylets sur l'extrémité olivaire desquels on recueille une goutte de nitrate d'argent ordinaire, qu'on fait fondre à la flamme de la lampe.

Les stylets ainsi préparés, on enlève un à un les tampons placés dans le nez, on découvre petit à petit la cloison, et on cherche à voir le vaisseau qui donne. Quand on enlève le tampon qui fait pression sur lui, le sang coule de nouveau. Comme on voit cet endroit, on touche le vaisseau avec le stylet, et on laisse quelques instants la perle de nitrate d'argent en contact avec le point qui donne.

Le sang cesse de couler. On cautérise légèrement tout autour, et quand aucun point ne donne, on fait moucher doucement le malade, on approprie la narine, en faisant, deux, trois fois renifler de l'eau chaude, et on introduit 3 ou 4 petits tampons de ouate, enduits de vaseline boriquée ; on les enlève le lendemain ou le surlendemain, avec précaution, en les imbibant d'eau chaude.

On peut employer de l'acide chromique fondu pour le même procédé.

C. Dans le cas d'épistaxis fréquente et répétée, on fait prendre au malade hémophile des préparations ferrugineuses : tartrate de fer et de potasse 1 gramme par jour dans 80 grammes d'eau ; — en même temps que XX gouttes de perchlorure de fer dans un verre d'eau sucrée.

L'épistaxis est causée généralement par l'érosion d'un petit vaisseau qui siège presque constamment à la partie antérieure et inférieure de la cloison, et qu'on découvre très bien en soulevant le lobule du nez pour éclairer le vestibule des fosses nasales. — C'est généralement une branche de l'artère sphéno-palatine qui cause de petits angiomes et qui, au moindre traumatisme, s'ulcère et détermine des hémorragies nasales.

Les lotions froides, les solutions astringentes, la cocaïne arrêtent l'hémorragie, mais il est nécessaire de traiter le vaisseau lui-même par la cautérisation, surtout dans les épistaxis à répétition.

D. Mais si l'épistaxis continue, et malgré tous ces moyens, se renouvelle avec abondance, que faire? Le *tamponnement* reste alors la ressource obligée de ce saignement de nez incoërcible.

Le tamponnement *antérieur* se fait comme suit : on fait quelques tampons de ouate, de simple coton hydrophile, de la grosseur d'une petite noisette, maintenus les uns aux autres, par une queue de cerf-volant. On introduit le premier, le plus loin possible dans la narine, puis tous les autres successivement, qui se tassent « comme les pierres d'un mur » jusqu'à l'orifice de la narine. — La lésion du vaisseau étant le plus souvent placée à la partie antérieure et inférieure de la cloison, un tamponnement bien fait doit arrêter l'hémorragie.

Le tamponnement *postérieur*, qu'on ne doit appliquer que très rarement, et que nombre de chirurgiens proscrivent absolument de leur pratique, s'opère avec l'aide d'une sonde en gomme rouge, — d'un tampon de ouate au sublimé, façonné en un bouchon cylindrique de 3 centimètres de haut, sur 1 centimètre et demi de large, — d'un double fil ciré, à chefs assez longs (0,50 à 0,60 centim.), — et d'une pince de trousse ordinaire. Telle est l'instrumentation.

On prépare le tampon obturateur, en nouant à son milieu chacun des deux fils préparés ; — on introduit la sonde dans la narine saignante, on en cherche l'extrémité au fond du pharynx et on la ramène, avec la pince, en dehors de la bouche ; — aux yeux de cette sonde, on attache solidement les deux chefs de l'un des fils, et retirant la sonde par le nez, le tampon s'engage dans la bouche et le pharynx et vient butter contre l'orifice postérieur des fosses nasales qu'il obture complètement. — Entre les deux chefs du fil double qui pendent hors du nez, on fixe et on tasse de la ouate qui bouche l'orifice antérieur de la narine, et les deux chefs sont fortement serrés sur ce tampon.

La cavité nasale est alors close, en avant comme en arrière.

Les deux chefs de l'autre fil, qui sortent par la bouche sont relevés sur la joue correspondante et maintenus par une bandelette agglutinative de diachylon. — Ils serviront plus tard à l'extraction du tampon postérieur quand on juge l'hémorragie arrêtée.

Ce tamponnement ne devra jamais rester plus de vingt-quatre heures en place; il cause parfois des accidents : des nausées, des vomissements, des troubles du voile du palais; des inflammations de l'oreille moyenne, des otites moyennes (Tillaux).

Pour l'enlever, il suffit de désagréger le tampon antérieur, de couper les fils qui retiennent le tampon postérieur, que l'on retire alors aisément à l'aide du fil buccal.

On n'oubliera pas de procéder au nettoyage du nez à l'aide d'une solution chaude de sublimé au $1/3\,000^e$ qu'on renifle et d'une instillation de pommade boriquée pendant plusieurs jours.

67. — CORYZA

Le *Coryza* — affection banale — peut être *aigu* ou *chronique.*

A. *Coryza aigu.* — 1° Repos. Fumigations de tilleul — Prise de :

Camphre......................... }
Acide borique.................... } $\tilde{a}\tilde{a}$

ou

> Poudre de calomel.............. 0 gr. 25
> Sous-nitrate de bismuth........ 10 grammes.

2° Contre la douleur frontale, on recommande d'introduire, matin et soir, dans les narines, près de la cloison, gros comme une lentille de la pommade :

> Sulfate d'atropine............. 0 gr. 001
> Vaseline boriquée............. 10 grammes.

Ce traitement suffit souvent à faire avorter le coryza.

3° Quand le coryza détermine du mal de tête, avec un petit mouvement de fièvre, administrez de 0,50 à 0,75 centigrammes de chlorhydrate de quinine.

W. Hope a conseillé la poudre suivante :

> Salicylate de soude.......... 5 grammes.
> Acide borique pulvérisé...... 30 —
> Chlorhydrate de cocaïne..... 1 —

(Ne pas triturer la cocaïne au mortier.)

A prendre quatre ou cinq prises par jour.

4° On peut aussi badigeonner la pituitaire avec la solution suivante préconisée par Gouguenheim :

> Chlorhydrate de cocaïne....... 1 gramme.
> Eau distillée................. 10 —

5° Le traitement de Vaucaire est le suivant :

> Sulfate d'atropine................. 0 gr. 01
> Chlorhydrate de morphine....... 0 — 10
> Sucre en poudre................ 30 grammes.

à priser deux fois le matin, deux fois le soir.

6° Une pommade simple et facile à introduire dans les narines matin et soir, est celle-ci :

Chlorhydrate de cocaïne......... 0 gr. 30
Acide borique....:............. 5 grammes.
Vaseline..................... 15   —

7° Hayer conseille la solution :

Ammoniaque .... 6 grammes.
Eau..:................... 10   —
Alcool à 90°.............. 15   —

On verse une petite quantité de ce mélange sur de la ouate et on la maintient sous le nez de temps en temps pour combattre le coryza.

8° On recommande aussi :

Tannin...................... 0 gr. 20
Poudre de lin................ 6 grammes.

à priser six fois dans la journée.

9° On a signalé les grands succès des badigeonnages glycérinés simples, dans le coryza.

B. *Coryza chronique.* — Il succède souvent au coryza aigu et survient périodiquement sous l'influence de certaines causes : fièvre des foins, asthme nasal.

1° Pour le combattre, on recommande : la douche générale froide, — l'immersion rapide et courte des pieds dans l'eau froide, — le bromure de potassium à dose légère :

Bromure de potassium..   1 à 2 grammes
Eau..................... 60 à 80   —

La douche nasale avec une seringue en verre, — en prenant la précaution de pousser l'injection doucement, — avec de l'eau tiède salée : 1 cuillerée à café de sel blanc pour 1 litre d'eau.

2° On obtient de bons résultats par la cautérisation de la pituitaire avec la teinture d'iode ; — avec la solution au nitrate d'argent au 1/20° ; — avec la solution d'acide chromique au 1/10°.

On peut aussi promener sur la muqueuse quelques cristaux d'acide chromique fondus sur un stylet, l'acide chromique étant préférable au nitrate d'argent.

3° Enfin, on peut essayer la cautérisation à la pointe fine du thermocautère ; cette opération doit se faire très délicatement et avec beaucoup de précautions. — Puis on introduit dans les narines de la vaseline boriquée à 1/5°.

Les *eaux minérales* recommandées sont les arsenicales sulfureuses des Pyrénées et de l'Auvergne : *Eaux-Bonnes* (Basses-Pyrénées) (sulfurées sodiques) ; — *Cauterets* (Hautes-Pyrénées) (sulfurées sodiques) ; — la *Bourboule* (Puy-de-Dôme) (chlorurées bicarbonatées-arsenicales).

71. — LARYNGITE SIMPLE

La *laryngite simple* peut être aiguë ou chronique. Je ne traiterai pas les autres formes de laryngite à caractère plus grave, telles que la laryngite syphilitique. — Voir n° 223 ; — la laryngite phlegmoneuse ; — la laryngite pseudo-membraneuse ; — la laryngite striduleuse, rare chez le soldat ; — la laryngite tuberculeuse ; — la phtisie laryngée ; — l'œdème de la glotte, qui seront envoyées d'urgence à l'hôpital.

A. *Laryngite aiguë catarrhale. Laryngo-trachéite.*
— 1° Repos au lit ; — inhalations chaudes avec des fleurs
de tilleul, ou des fleurs de camomille, destinées à aro-
matiser l'eau bouillante, pendant cinq minutes, à raison de dix à douze inspirations profondes par minute.

On ouvre la bouche sur un récipient dans lequel
est versée l'infusion : pot à goulot étroit, — vase recouvert d'un entonnoir renversé.

Il faut éviter les pulvérisations qu'on considère
comme trop irritantes dans les états aigus.

Application de compresses chaudes sur le cou.

Enveloppement ouaté, recouvert de tissu imperméable pour faire de la sudation locale.

Bains de pieds chauds.

Sinapismes liquides aux mollets, matin et soir.

2° Dans les cas un peu sérieux, on peut prescrire un
vomitif :

> Poudre d'ipéca...................   1 gr. 50
> Emétique pulvérisé..............   0 — 05

à mettre dans 50 grammes d'eau, pour prendre en deux
fois.

Pour favoriser l'effet du vomitif, et pour que l'estomac en se contractant ait quelque chose à rejeter, il
faut faire absorber au malade quelques verres d'eau
chaude.

3° On a recommandé aussi de toucher légèrement la
muqueuse pharyngo-laryngée avec la poudre suivante.

> Chlorhydrate de morphine......   1 gramme.
> Acide borique................   10   —
> Gomme pulvérisée,............   10   —

4° *Contre l'aphonie*, toucher très légèrement les cordes vocales, à l'aide du miroir, avec une solution de nitrate d'argent au 1/30°; — on a obtenu aussi de bons résultats en faisant prendre XV gouttes par jour de teinture d'opium dans un demi-verre d'eau sucrée.

B. *Laryngite chronique*. — Elle succède souvent aux laryngites aiguës répétées; elle peut être souvent la conséquence d'abus du tabac, d'alcool....

1° Le premier soin est de supprimer de suite l'usage du tabac et des alcools.

2° Il faudra examiner ensuite s'il n'y a pas obstruction des fosses nasales, de quelque nature que ce soit; on conseillera le repos des cordes vocales, on fera des inhalations chaudes et répétées, comme il est dit plus haut.

3° Puis, on essayera des attouchements laryngés au nitrate d'argent au 1/20°, puis au 1/10°, — au chlorure de zinc au 1/15°, puis au 1/10°.

Quelques insufflations (tous les trois jours) de poudre de calomel dans la région laryngée, donnent souvent des succès.

4° Contre les granulations, le traitement général comprendra l'administration de bromure de potassium, de 2 à 4 grammes par jour dans 60 grammes d'eau, et l'hydrothérapie.

Les *eaux minérales* les plus indiquées selon l'importance des cas, sont : pour les officiers : le *Mont-Dore* (Puy-de-Dôme) (oligo-métalliques), et *La Bourboule* (Puy-de-Dôme) (chloro-bicarbonatées), si les malades sont excités ;

Cauterets (Hautes-Pyrénées) ; *Eaux-Bonnes* (Basses-

Pyrénées (eaux sulfurées), *Enghien* (Seine-et-Oise) (sulfurées calcaires) si les sujets sont déprimés.

Si le sujet est rhumatisant, goutteux, *Royat* (Puy-de-Dôme) (bicarbonatées chlorurées) pour les officiers.

Pour les soldats, il n'y a guère qu'*Amélie-les-Bains* (Pyrénées-Orientales) (sulfurées sodiques).

74. — GOITRE

Le traitement du *goitre* est à la fois *interne* et *externe*.

A. Le *traitement interne* consiste à administrer l'iode, et l'iodure de potassium à l'intérieur : on donne 2, 4, 6 grammes d'iodure de potassium par jour, dans 100 grammes d'eau, ou bien VI à XII gouttes de teinture d'iode dans du lait avant chaque repas.

Il est recommandé aussi de donner une alimentation tonique, du vin de quinquina, 40 grammes avant chaque repas, et de l'huile de foie de morue, deux cuillerées à bouche matin et soir.

Ce traitement interne doit être continué pendant plusieurs semaines, et concurremment, on institue le *traitement externe* qui consiste :

B. En frictions iodurées avec la pommade suivante :

    Iodure de potassium............   4 grammes.
    Vaseline......................   20   —

ou en frictions avec le mélange suivant :

    Teinture d'iode............)
    Ether sulfurique..........) āā 10 grammes.

ou enfin en badigeonnages iodés répétés.

Dans les cas rebelles, il faut instituer le traitement par des injections iodées interstitielles de Luton, qui est la méthode de choix pour les goitres parenchymateux, mais à moins de circonstances exceptionnelles, ce traitement ne sera applicable qu'à l'hôpital.

Nous ne le donnons donc que *pour mémoire* : « Laver et désinfecter la peau du cou du malade et les mains du chirurgien par un bon savonnage. — Aseptiser la seringue et l'aiguille préalablement flambée. — Explorer la surface de la tumeur pour sentir s'il n'existe pas de battements artériels à l'endroit ponctionné. — Recommander au malade de faire un effort qui dessine les veines du cou, pour ne pas ponctionner dans un vaisseau superficiel. — Séparer l'aiguille de la seringue pour voir s'il ne s'écoule pas de sang, auquel cas il faudrait refaire une autre ponction.

« Injecter alors X gouttes de teinture d'iode, on retire l'aiguille et on badigeonne la piqûre au collodion.

« On recommencera une autre piqûre quand la réaction inflammatoire a cessé, et on ne fera jamais plus de deux piqûres par semaine.

« On pourra faire ultérieurement une injection d'une seringue entière, et quatre à cinq injections par séance.

« De dix à quinze séances suffisent généralement pour amener la guérison, la guérison se fait lentement en trois ou quatre mois.

« Au lieu de teinture d'iode pure, on peut injecter un mélange à parties égales de teinture d'iode et d'eau iodurée : 1 gramme d'iodure de potassium par seringue.

« Ultérieurement, envoi aux bains de mer. » (*Chaput*.)

Nous ne parlerons pas du goitre exophtalmique qui nécessite l'envoi à l'hôpital

75ᵃ. — BRONCHITE AIGUE SIMPLE

Nous pouvons soigner dans nos infirmeries régimentaires la *bronchite aiguë* catarrhale simple, qui est le rhume ordinaire, d'une intensité moyenne, et qui s'accompagne souvent d'un léger mouvement fébrile pendant les deux ou trois premiers jours.

Dans les cas plus sérieux de bronchite généralisée, avec fièvre, il faut envoyer le malade à l'hôpital.

Le traitement des cas bénins de la bronchite simple est variable, suivant la période : A. *période de crudité*; — B. *période de coction*.

A. *Période de crudité*. — 1° L'on prescrira : la diète lactée : 1 litre de lait matin et soir; — du bouillon ; — et un peu plus tard, une demi ou une portion.

Toutes les tisanes sont bonnes pourvu qu'on les prenne chaudes.

A une infusion de tilleul, on pourra ajouter :

Eau de laurier-cerise....... 6 grammes.

2° S'il y a un léger mouvement fébrile, prescrivez la diète lactée, tant qu'il y a élévation de la température, avec 0,50 ou 0,75 centigrammes de solution de quinine, à prendre dans du lait, de préférence en une fois, vers trois heures de l'après-midi.

3° Si la langue est sale, s'il y a état saburral des voies digestives, prescrivez de la poudre d'ipéca, à la dose de 1 gr. 50 en deux fois, à un quart d'heure d'intervalle, avec plusieurs verres d'eau chaude à prendre pour favoriser les vomissements.

Si la dose d'ipéca était prise en une seule fois, elle

serait rejetée lors des premiers vomissements, et l'effet produit serait insuffisant.

4° En cas de dyspnée, il faut se borner comme révulsion, à la teinture d'iode, — ou mieux aux ventouses répétées sur le thorax, —à des bains de pieds très chauds tous les soirs, — à l'application de sinapismes liquides aux mollets, tous les deux jours.

5° L'iodure de potassium est, pour quelques auteurs, un excellent remède de la bronchite.

Singulière particularité : d'après Harris, une dose de 0,30 centigrammes prise *avant* le repas dans 15 grammes d'eau guérit la bronchite en quatre jours. — La même dose dans 60 grammes d'eau *après* le repas, ne causerait aucun soulagement.

B. *Période de coction.* — Une fois terminée la première période, le rhume est cuit, et l'on traite la période de coction, qui est celle de l'élimination des sécrétions bronchiques.

Si l'expectoration se fait bien, on peut encore continuer le traitement précédent, la nature se chargeant de débarrasser les bronches.

1° Sinon, on aura recours aux expectorants, dont le principal est le kermès minéral, auquel on associe quelques gouttes d'alcoolé d'extrait d'opium selon les cas.

Kermès minéral........	0 gr. 20 à 0 gr. 40.
Alcoolé d'extrait d'opium	XV à XX gouttes.
Eau.................	100 grammes.

C'est la potion opiacée kermétisée, à prendre par cuillerée à bouche, dans les vingt-quatre heures.

Comme nous avons toujours affaire à des malades

jeunes, on peut utiliser à cette période — même s'il n'y a pas d'état saburral — la poudre d'ipéca comme il vient d'être dit plus haut, 1 gr. 50 en deux fois.

Comme tisane, on prescrira surtout l'eau de goudron, comme balsamique. — On enduit le fond et les parois d'une cruche en grès de goudron de bois et on la remplit d'eau. On a soin de la mettre dans un endroit frais, et de la recouvrir d'un bouchon de liège, attaché à l'anse de la cruche. — 4 à 6 verres d'eau de goudron par jour.

Il est recommandé de ne pas préparer l'eau de goudron avec de l'eau séléniteuse, parce qu'elle contracterait vite une odeur d'hydrogène sulfuré.

Comme révulsion, badigeonnages iodés renouvelés trois jours de suite.

Alimentation : une demi-portion, puis une portion du régime spécial. Puis régime ordinaire, avec ou sans vin.

Les soldats qui sont atteints de bronchite à répétition seront l'objet d'une surveillance particulière, surtout en ce qui concerne les sommets.

En cas de bronchite suspecte, on peut envoyer le malade en permission d'un mois, en notant au départ les lésions observées avec soin ; à son retour, il est ausculté de nouveau, et si vous soupçonnez la tuberculose, aussi bien par son état général que par son état local, envoyez-le à l'hôpital : le point capital est de l'éloigner sans tarder de la caserne, pour éviter toute contagion.

84ᵇ. — PLEURÉSIE SÈCHE

La *pleurésie sèche* peut être traitée dans nos infirmeries régimentaires à condition qu'elle soit apyrétique, — et qu'elle ne soit pas liée à un état rhuma-tismal.

1° On administre de 4 à 6 cuillerées d'huile de foie de morue par jour, 2 ou 3 cuillerées *immédiatement* avant chaque repas : c'est le meilleur moyen de la faire accepter par le malade et tolérer par l'estomac;

2° Puis, badigeonnages répétés à la teinture d'iode *loco dolenti*. — Pointes de feu. — Ventouses sèches, ou ventouses scarifiées même (les scarifications légères sont faites au bistouri);

3° On conseille aussi, dans certains cas, d'essayer le chlorhydrate de quinine, 0,50 centigrammes ou le salicylate de soude, de 2 à 4 grammes par jour;

4° De petits vésicatoires volants, avec le sparadrap emplastique vésicant, laissés de quatre à six heures ; — ou des cataplasmes opiacés, faits avec de la farine de lin et arrosés de XX gouttes de teinture d'opium, ont donné de bons résultats;

5° Dans le cas de petite toux fréquente, sèche et douloureuse, 1 ou 2 pilules d'opium à 5 centigrammes par jour, — ou encore une injection de chlorhydrate de morphine.

> Chlorhydrate de morphine.... 1 gramme.
> Eau distillée de laurier-cerise. 4 —
> Eau distillée............... 45 —

0,01 centigramme par 1/2 centimètre cube,

ou

> Chlorhydrate de morphine... 0 gr. 10.
> Eau distillée de laurier-cerise. 10 grammes.

0,01 centigramme par centimètre cube.

QUATRIÈME SECTION

MALADIES DES APPAREILS CIRCULATOIRE ET LYMPHATIQUE

86. Palpitations. — 97. Varices. — 98. Hémorroïdes. — 101. Lymphangite et Adénite (sans complication).

86. — PALPITATIONS

Il ne nous est permis de soigner dans nos infirmeries régimentaires que les *palpitations* dites nerveuses, ou les palpitations anémiques, mais qui ne sont pas l'indice d'une maladie du cœur, d'une affection organique du cœur.

Dans ce cas, le malade doit être envoyé de suite à l'hôpital.

Les palpitations, dues à toute autre cause qu'à une maladie du cœur, sont du reste assez fréquentes dans l'armée.

1° Il faut tout d'abord chercher l'indication causale de la palpitation, et supprimer tout ce qui est capable de déterminer de l'éréthisme cardiaque.

Le malade sera ausculté sérieusement, à plusieurs reprises, et à différents jours d'intervalle.

Il sera soigneusement interrogé, en tête à tête si cela est nécessaire, et on abordera les points suivants : le tabac, le café, l'alcool, les émotions diverses, les

abus vénériens, l'onanisme, la spermatorrhée et les
différentes causes d'anémie, la dyspepsie, le tænia, la
constipation et les fièvres éruptives antérieures.

On établira donc le traitement causal, en prenant
soin tout d'abord de rassurer le malade, qui se frappe
souvent de son état, de lui faire prendre confiance
dans l'efficacité du traitement institué, et d'agir beaucoup sur son moral en s'occupant de lui avec bienveillance :

2° Comme traitement :

        Bromure de potassium..   2 à 4 grammes.
        Eau distillée...........   60   —

par jour. On pourra petit à petit augmenter la dose
de bromure.

3° Hydrothérapie méthodique. — Application de
compresses froides sur la région cardiaque.

En cas de crise, donnez XV à XX gouttes d'éther
dans 1/2 verre d'eau sucrée ;

4° S'il y a anémie, administrez quelques toniques :

        Tartrate ferrico-potassique.   1 à 2 grammes.
        Eau.....................   30   —

par jour.

On y associera le vin de quinquina :

        Alcoolé de quinquina.......   20 grammes.
        Vin généreux............   1 litre.

à prendre 40 grammes ou 2 cuillerées à bouche avant
chaque repas.

Le soldat atteint de palpitations sera exempté de marches, du port du sac dans les exercices prolongés, de grandes manœuvres.

97. — VARICES

D'une façon générale, les *varices* sont rarement observées chez nos soldats, les conseils de revision ayant éliminé les hommes atteints de varices développées ou remontant au-dessus du genou.

Toutefois, on remarque parfois des tendances aux varices — soit profondes soit superficielles — chez des hommes dont l'occupation était sédentaire, varices qui se sont développées après l'incorporation, à la suite des marches.

A. 1° Le traitement consiste : dans le repos ; — le décubitus dorsal, les jambes étendues pour favoriser la circulation ; — quelques légères frictions, le soir, avec de l'huile camphrée, pendant dix à quinze minutes, de l'extrémité des membres à leur racine.

Lorsque les symptômes se sont amendés, il y a lieu d'exempter de marche, le soldat malade, pendant un ou deux mois, en lui recommandant de ne pas rester dans la station debout, inutilement, en dehors des exercices.

2° Les douches locales aux membres inférieurs ont donné souvent de bons résultats. — trente à soixante secondes.

3° En cas de douleur continue, on ordonnera les cataplasmes opiacés, faits avec de la poudre de lin et arrosés de XXX gouttes d'alcoolé d'extrait d'opium, avec le repos absolu.

Le malade sera pourvu d'un bas élastique, obtenu par bon.

Recommandation essentielle : éviter soigneusement toute injection au perchlorure de fer.

Nous ne parlerons pas des varices ulcérées, — ulcères variqueux, — justiciables d'un traitement à l'hôpital.

B. Nous sera-t-il permis d'appliquer le *traitement chirurgical* des varices dans les infirmeries régimentaires ?

Voici, *pour mémoire*, et en quelques lignes, la conduite à tenir pour cette petite opération qui pourrait être tentée par les médecins des corps de troupe.

En prenant toutes les précautions antiseptiques d'usage, en ce qui concerne les instruments — les mains de l'opérateur, — la peau du patient, on met à nu la veine variqueuse, on en isole les parois, et on la pose sur un morceau de diachylon.

Le membre est protégé par un cerceau.

Laissée à l'air, la veine se dessèche, s'oblitère et se rompt vers le septième jour. — La plaie simple se guérit très facilement.

Si la rupture n'a pas lieu, ce qui arrive quelquefois, la veine se transforme en un *cordon* fibreux, et la guérison n'en est pas moins définitive.

En cas d'*hémorragie* occasionnée par la rupture de varices, appliquez un pansement iodoformé, de la ouate, et un tour de bande assez compressif, pas trop cependant. — La station couchée sera rigoureusement observée.

C. Les hommes qui sont atteints de varices seront surveillés et exemptés de marches pendant un mois, deux mois s'il le faut, en continuant à faire le reste de leur service. — S'il ne survient aucune amélioration par ce repos relatif, ils seront dispensés de services extérieurs, c'est-à-dire de marches, — exercices sur le terrain de manœuvre, — tirs à la cible, etc. De plus, ils seront portés sur l'état des malingres temporaires ou malingres permanents de leurs compagnies, et choisis de préférence pour occuper une situation sédentaire au corps.

Si l'affection venait à s'aggraver, le soldat serait envoyé à l'hôpital ou proposé pour la réforme.

98. — HÉMORROÏDES

Cette affection, qui n'est pas très fréquente chez le soldat, est justiciable d'un traitement *général* et d'un traitement *local*.

A. *Traitement général*. — Les hémorroïdes que nous pouvons observer sont le plus généralement la conséquence d'une constipation habituelle, et des efforts de défécation qui en résultent. Le premier, comme presque le seul traitement, dans ces conditions-là, est de combattre la constipation (voir n° 117).

1° La constipation, dès lors, sera plutôt justiciable des lavements que des purgatifs qui peuvent augmenter la congestion veineuse.

Si l'on a recours aux purgatifs, on donnera une cuillerée à bouche — ou même à café — d'huile de ricin, à prendre tous les matins à jeun : cela suffit pour provoquer une selle molle.

Je répète ici qu'il ne faut jamais employer de purgatifs salins.

Les graines inertes, telle la graine de lin, produisent aussi de bons résultats.

Il va sans dire que la région anale sera tenue dans un état rigoureux de propreté.

2° Il faudra surtout recommander à l'hémorroïdaire de se présenter à la garde-robe *tous les jours, à la même heure* : c'est un excellent moyen de combattre la constipation et l'intestin s'habitue très bien à un fonctionnement quotidien. — Le meilleur moment est le matin, au réveil.

B. Le *traitement local*, que les hémorroïdes soient internes ou externes, consistera en un bain de siège frais, tous les soirs, à la suite duquel on donne un quart de lavement.

1° Si le malade n'est pas en traitement à l'infirmerie, on lui recommandera des lotions fraîches de la région anale, à faire plusieurs fois par jour, particulièrement en rentrant des exercices ou des marches.

Les applications de compresses imbibées d'eau blanche, ou d'une solution de sulfate de zinc à 1 p. 100 sont aussi recommandables.

2° On obtient aussi de très bons résultats de l'emploi de vaseline cocaïnée.

Chlorhydrate de cocaïne......   1 gramme.
Vaseline...................... 20   —

que l'on introduit *dans* le rectum ; ou encore, on graisse les hémorroïdes, matin et soir, avec la pommade suivante :

Sulfate d'alumine et de potasse (alun).............. 3 grammes.
Vaseline...................... 30   —

Dans le cas de douleur, on peut ajouter à cette dernière pommade XV gouttes d'alcoolé d'extrait d'opium.

S'il existe des hémorroïdes fluentes, on a conseillé la vaseline iodoformée.

Iodoforme....................	1 gramme.
Vaseline....................	20 —

ou encore, en applications locales, matin et soir, la pommade suivante :

Acide tannique (tannin)......	0 gr. 60.
Sous-nitrate de bismuth.....	1 — 25.
Chlorhydrate de morphine...	0 — 50.
Vaseline.:..................	90 grammes.

Brindley vante cette pâte :

Calomel	2 grammes.
Chlorhydrate de morphine....	0 gr. 025.
Sous-nitrate de bismuth	25 grammes.
Glycérine...................	8 —
Vaseline	25 —

à appliquer localement après les selles, après les soins de propreté d'usage.

3° Lorsque les douleurs persistent et qu'on croit pouvoir les attribuer à la contraction du sphincter, il faut alors traiter par la dilatation anale, opération qui nécessite l'envoi à l'hôpital.

L'entrée à l'hôpital s'impose aussi lorsqu'on se trouve en présence d'un bourrelet hémorroïdaire saillant et saignant, sanieux et qui menace de s'étrangler.

Ne perdons jamais de vue que l'emploi du thermo-cautère est contre-indiqué dans le traitement des hémorroïdes, en raison des infections consécutives.

4° On a préconisé aussi le traitement des hémorroïdes par le *calomel* seul, qui constituerait non seulement un excellent procédé curatif, mais aussi une médication préventive contre leur étranglement qui produit les douloureuses crises hémorroïdaires.

Matin et soir, après chaque selle, laver soigneusement l'anus avec l'eau boriquée à 4 p. 100, et appliquer *sur* et *dans* l'anus une couche de la pommade :

> Calomel..................... 5 grammes.
> Vaseline................... 15 —

4° D'après le Dr W. Samways (de Menton), le traitement des hémorroïdes externes se trouverait très bien d'un badigeonnage au collodion. — Notre confrère assure que l'application sur la tumeur hémorroïdaire d'une mince couche de ouate, imbibée de collodion simple, a pour effet non seulement de procurer un soulagement immédiat, mais encore d'amener une régression progressive du volume de l'hémorroïde.

Le seul inconvénient est une cuisson très vive de la région anale : on y obvie en faisant un badigeonnage préalable à la solution de cocaïne.

5° Disons en terminant que les hémorroïdes qui donnent une *hémorragie* de quelque importance seront traitées :

a) Par des lavements froids à l'eau boriquée à 4 p. 100;

b) Par des lavements au perchlorure de fer, 1 ou 2 grammes pour 500 grammes d'eau ;

c) Par des lavements à l'alun à 5 p. 100;

d) Enfin, pratiquer le tamponnement avec un chapelet de bourdonnets de gaze saupoudrés d'iodoforme, en attendant l'entrée du malade à l'hôpital où il sera envoyé d'urgence.

Je ne parlerai pas ici du traitement par la méthode sclérogène préconisé par le Dr Julié (injection au chlorure de zinc cocaïné) qui ne peut pas être recommandé pour les infirmeries régimentaires, bien que, d'après son auteur, il ne cause aucun accident.

101. — LYMPHANGITE ET ADÉNITE

A. La *lymphangite* est fréquente chez nos soldats et a toujours pour origine une plaie, si petite soit elle, une blessure, une excoriation qui est la porte d'entrée d'un germe d'infection sur un point quelconque du corps.

1° Le premier soin à prendre est donc de rechercher la cause déterminante de la lymphangite, et de soigner la plaie ou l'excoriation primitive par une bonne désinfection.

Lavage sérieux à la solution de sublimé au 1/1 000°, nettoyage de la plaie avec de la teinture d'iode pure, à l'aide d'un pinceau de ouate, et pansement très propre.

2° Quant à la lymphangite elle-même, on la traitera par des applications permanentes de compresses imbibées de solution de sublimé au 1/1 000°, aussi chaudes que possible, car la compresse agira autant par l'élévation de la température que par la constance de son humidité, — puis tissu imperméable pour éviter le dessèchement, et léger pansement ouaté.

Ces compresses chaudes seront renouvelées toutes les trois heures.

3° Un point à observer et non moins essentiel est de maintenir au repos *absolu* le membre malade. Si c'est le membre supérieur, il sera placé dans une grande écharpe, où il restera en permanence, sans aucun mouvement ; — si c'est le membre inférieur qui est atteint : repos au lit, la jambe étendue, et le malade ne mettra pas le pied à terre, tant que dureront les symptômes aigus.

4° S'il y a un léger mouvement fébrile : diète lactée, — régime léger, — 0,50 à 0,75 centigrammes de quinine à prendre dans du lait.

5° La température sera soigneusement prise tous les jours, matin et soir.

Il est bien nécessaire de surveiller la marche de la maladie ; si les accidents ne s'amendent pas sérieusement, si un frisson survient avec une température un peu élevée (38°,4 — 38°,6), si le membre durcit ou s'œdématie, craignez les complications, l'abcès profond, le phlegmon diffus, envoyez d'urgence le malade à l'hôpital.

Si — ce qui est le cas le plus fréquent — tous les symptômes s'amendent en trois ou quatre jours, continuez à soigner la plaie d'origine jusqu'à complète guérison.

Appelez l'attention du malade sur sa chaussure, cause fréquente de plaie, d'excoriations et de lymphangite consécutive, chez le fantassin en particulier.

B. Nous ne parlerons ici ni de l'adénite spécifique, justiciable du traitement général de la syphilis, voir n° 223 syphilis ; — ni de l'adénite chancreuse, du *bubon*, consécutif au chancre mou, voir n° 224, chancre mou.

On peut aussi avoir affaire à de l'adénite tuberculeuse, l'adénite cervicale des ganglions du cou... Lorsque vous soupçonnez la nature tuberculeuse d'une adénite, envoyez sans retard le malade à l'hôpital.

En cas d'adénite ordinaire, qui se rencontre parfois à la suite de fatigue ou de surmenage, particulièrement chez de jeunes soldats, le traitement conseillé est le suivant :

1° Frictions avec pommade mercurielle, 4 grammes.

Avoir soin de peser exactement la quantité de pommade à employer.

Pour la technique de la friction mercurielle, voir la notice n° IV.

Après chaque friction, pansement compressif ouaté.

2° Ou encore, frictions avec la pommade suivante :

Iodure de potassium......	2 à 4 grammes.
Alcool à 90°..............	4 —
Vaseline.................	30 —

On a recommandé aussi les badigeonnages à la teinture d'iode.

3° Il est utile de donner aussi, à l'intérieur, 0,50 centigrammes à 1 gramme par jour d'iodure de potassium, ou mieux X, puis XV, puis XX gouttes de *teinture d'iode* dans un demi-verre de lait *avant* chaque repas.

On ajoutera comme *traitement général* une alimentation aussi substantielle que possible — et 60 grammes de vin de quinquina par jour.

Une amélioration très notable doit s'observer après quelques jours de traitement, et le malade pourra reprendre son service, exempté de marches pendant quinze jours ou un mois, ou envoyé huit à dix jours en permission.

CINQUIÈME SECTION

MALADIES DE L'APPAREIL DIGESTIF

102. — AFFECTIONS DES DENTS ET COMPLICATIONS

Les *affections des dents* sont très fréquentes dans l'armée, car l'âge du service militaire correspond à la période de la vie où l'organisme est exposé aux lésions de ce système (Moty).

Ces affections sont nombreuses, mais nous ne nous occuperons ici que des caries dentaires et de leurs complications, que nous pouvons soigner dans nos infirmeries avec le matériel restreint mis à notre disposition, ne pouvant parler ni de la prothèse, ni des anomalies de la dentition.

La *carie* est une altération des tissus durs de la dent, caractérisée par sa progression de la périphérie au centre, sa nature infectieuse, et aboutissant à la désintégration de l'organe.

C'est surtout de quinze à vingt-cinq ans que la carie

se développe, en raison de la constitution de la dent plus riche en matière organique qu'en matière calcaire.

Les natures affaiblies sont évidemment plus disposées à la carie que les constitutions robustes.

Il faut surtout rechercher les caries dentaires, non sur les surfaces lisses et polies, mais dans les anfractuosités, les sillons, les faces interstitielles.

Les *causes occasionnelles* de la carie — qu'il faut connaître pour pouvoir conseiller, à l'occasion, un traitement préventif — sont : les fissures, conséquences d'une violence extérieure, ou d'une transition brusque de température ; — l'usure physiologique due à la mastication, remarquée surtout chez les vieillards, — l'usure pathologique, due aux appareils de prothèse (carie du collet).

Citons aussi les gingivo-stomatites, les agents chimiques, la fermentation acide produite par la présence de microorganismes.

On divise les caries dentaires en plusieurs groupes :

1er degré : altération de l'émail.
2e degré : altération de l'émail et de l'ivoire.
} **caries non pénétrantes.**

3e degré : altération de la pulpe.
4e degré : mortification de la pulpe et altération du périoste.
} **caries pénétrantes.**

Premier degré. — La carie est due à l'altération, à la décalcification de l'émail, après la disparition du cuticule de Nasmyth. Elle se manifeste par une tache brune dans les caries anciennes, et par une tache opaque dans les caries récentes. En palpant à la sonde exploratrice, on sent des tissus friables, comme crayeux. Pas de manifestations subjectives, pas d'irritation thermique, pas de douleur à la percussion et à la mastication, pas d'odeur.

Le traitement consiste à réséquer les parties cariées à l'aide de l'excavateur, puis à polir la nouvelle surface de l'émail en employant des tiges de bois portant de l'émeri ou de la ponce. Ce polissage doit être parfait, toute partie n'étant pas polie pouvant devenir le siège d'une nouvelle carie.

Deuxième degré. — La carie est la lésion de l'émail et de l'ivoire sans altération sensible de la pulpe.

La décoloration de la dent cariée par comparaison avec une dent saine reste limitée à la grandeur de la carie. A la sonde on constate un ramollissement de toute la paroi. Sa percussion ne détermine aucune douleur, mais la percussion dans la cavité, quand il s'agit d'un degré avancé, est douloureuse, ce qui explique la douleur provoquée par les aliments s'entassant dans la cavité. — Le froid provoque une douleur persistante, qui dure encore un moment appréciable après son application. La chaleur modérée n'est pas perçue. L'irritation chimique est marquée par une douleur au contact des aliments sucrés ou acides, surtout dans la carie du collet.

Si la carie est éloignée de la pulpe, la douleur nulle, le traitement consiste à enlever les couches de dentine ramollie au moyen de l'excavateur qui devra toujours être à arête vive, ou sinon on ne fera qu'irriter la dentine. Cette excision devra être faite soigneusement afin de ne pas laisser de points cariés. Quand toutes ces couches d'ivoire ramolli seront enlevées, on percevra sous l'excavateur le *cri dentinaire*, ce qui est l'indice d'un tissu sain. Après avoir bien nettoyé la cavité au moyen d'une solution antiseptique, ou à l'aide d'un petit coton imbibé d'alcool pur, après l'avoir séchée complètement avec du coton hydrophile, de l'amadou, ou à la chaleur rayonnante du thermo-cautère, on pourra l'obturer à l'aide de la gutta.

Cette obturation est surtout excellente pour les caries du collet et les dents à parois fragiles.

Sa durée varie suivant l'emplacement de la carie, elle peut être de plusieurs mois, ou de plusieurs années si elle n'est pas exposée à la mastication.

Si la carie est voisine de la pulpe, le traitement est semblable au précédent. Cependant les désordres sont plus graves et nécessitent de plus grands soins ; la douleur est plus vive, la cavité plus profonde, nous aurons donc recours à quelques pansements destinés à atténuer la sensibilité de la dentine. L'excision doit se faire avec beaucoup de précautions et on enlèvera l'ivoire atteint de carie couche par couche, en ayant grand soin de ne pas attaquer la pulpe.

Pour atténuer la sensibilité de l'ivoire, nous avons divers moyens :

a) Des agents chimiques, tels que le chloroforme, l'éther, la cocaïne, la morphine, appliqués sous forme de pansements pendant quelques instants ; des caustiques, tels que l'acide chromique et le nitrate d'argent. Ces divers pansements s'appliquent soit d'une façon instantanée, soit pour plusieurs jours. Ils consistent en une petite boulette de coton portant le médicament, qu'on place dans le fond de la cavité, et d'une autre boulette plus grosse, servant de pansement occlusif.

b) Des agents physiques dont le meilleur est l'air

3.

chaud. Différents instruments permettent d'obtenir la déshydratation des cavités, mais il y en a surtout deux que nous conseillerons pour leur simplicité, ce sont le thermocautère et la simple poire à air chaud.

c) Des moyens mécaniques, tels que le choix des instruments : nous avons à notre disposition des excavateurs bien affilés, qui nous servent à l'excision de la dentine, et qui rendent l'opération supportable. Il est à remarquer que l'excision de la dentine provoque de grandes douleurs quand elle est faite de gauche à droite, alors que cette douleur est presque nulle quand l'excision se fait de droite à gauche.

Enfin, disons pour terminer, que dans un deuxième degré sensible, il est préférable de faire une obturation provisoire, et dans ce cas, la gutta-percha très chargée en oxyde de zinc nous donnera de bons résultats.

Les caries des *troisième et quatrième degrés* sont des caries pénétrantes, généralement très étendues, et qui nécessitent pour leur traitement, un matériel opératoire, et des médicaments spéciaux que nous ne possédons pas dans les infirmeries régimentaires. Le seul traitement que nous ayons à conseiller sera l'*extraction*, après quelques pansements destinés à calmer la douleur.

Les *complications* consécutives aux affections des dents sont assez nombreuses, nous allons les passer en revue.

La *périostite*, qui est désignée aussi sous le nom de *périodontite* est l'inflammation du périoste ou mieux du ligament alvéolo-dentaire.

Cette périostite peut être subaiguë, — aiguë, — phlegmoneuse ou chronique.

Le traitement consiste tout d'abord à nettoyer la dent, cause de la périostite, à l'aide de l'excavateur, et à la déboucher complètement, de manière à laisser une issue aux gaz de la putréfaction. Nettoyage de la cavité avec des cotons imbibés d'alcool. Puis, contre la périostite elle-même, si elle est légère, faire de la révulsion avec de légères pointes de feu, un discret badigeonnage iodé, — ou un badigeonnage avec un mélange à parties égales de teinture d'iode et de chloroforme; — si la périostite est plus intense, on renouvellera plus fréquemment ces badigeonnages, et on fera cinq ou six petites scarifications verticalement le long de la racine.

Darbonnet recommande de se rincer la bouche avec :

    Liqueur de Van Swieten......   25 grammes.
    Eau chloroformée............ 50   —

une cuillerée à bouche dans un verre d'eau plusieurs fois par jour.

Dans le cas d'une poussée aiguë, très douloureuse, on emploiera avec succès des injections de morphine :

    Chlorhydrate de morphine..... 0 gr. 02
    Alcool à 90°.................. 0 — 05
    Eau......................... 1 gramme.

1/2 seringue toutes les six heures.

La *fluxion* est le gonflement de toutes les parties molles avoisinant une dent malade et pouvant aller de l'œdème simple au phlegmon diffus.

Le traitement qui lui convient est d'abord de supprimer la cause, c'est-à-dire d'extraire la dent, le plus tôt possible, sans s'arrêter au préjugé qui fait croire généralement que la fluxion est une contre-indication à l'extraction.

Les *abcès* peuvent être ou vestibulaires ou palatins. Les abcès vestibulaires sont les abcès en bouton de chemise de Velpeau. Les abcès palatins sont produits par les dents antérieures, principalement les canines, et les racines palatines des grosses molaires supérieures.

Le traitement consistera à nettoyer et à aseptiser la cavité de la carie ; on recommandera des gargarismes boriqués chauds à 4 p. 100, et lorsque le pus est collecté, ouvrir largement l'abcès de la pointe du bistouri, le vider complètement, et en toucher les parois avec de la teinture d'iode, en continuant les gargarismes boriqués fréquents.

Les *fistules* sont dentaires et gingivales, dans ce cas, assez fréquentes, — ou cutanées, elles sont alors beaucoup plus rares, car le malade effrayé de leur apparition se hâte de se faire soigner.

Le traitement consiste en de fréquents lavages du canal à l'eau boriquée chaude, suivis d'attouchements à la teinture d'iode.

En cas de fistule cutanée, il faut envoyer le malade à l'hôpital.

Parmi les complications nous pouvons encore citer :

La *nécrose partielle*, souvent très limitée et qui ne donne lieu à aucun symptôme. Sinon, il faut envoyer à l'hôpital le malade pour traiter l'alvéole et le bord du maxillaire nécrosé ;

L'*adénite*, fréquente dans la périostite et qui peut aller jusqu'à la suppuration. On la traitera — avant la formation du pus — par des frictions à la pommade mercurielle, ou des onctions avec la pommade résolutive de Aubeau :

Iodure de potassium.........   4 grammes.
Vaseline.....................   20   —

Le *trismus* ou contracture des muscles de la mâchoire, souvent consécutif à une carie du quatrième degré, et qui nécessite l'envoi à l'hôpital.

Accidents de la dent de sagesse. — Cette catégorie d'accidents s'observe souvent au régiment, car c'est de dix-huit à vingt-cinq ans que la dent de sagesse fait son apparition. Ces accidents peuvent intéresser la muqueuse, les os voisins, et déterminer des troubles nerveux.

Ils pourront être évités, autant que possible, par une hygiène rigoureuse, par des lavages fréquents, avec une seringue ou une poire de caoutchouc, sous le capuchon de la gencive, avec une solution boriquée faible 3 p. 100. Si l'inflammation ne diminue pas, on la combattra par un débridement au thermocautère, ou mieux par des scarifications avec la pointe du bistouri. S'il survient de la constriction des mâchoires, il faut tenter l'extraction.

L'*extraction des dents* a pour but d'enlever de son alvéole une dent reconnue inutile.

Elle ne devra se pratiquer qu'autant que tous les moyens thérapeutiques mis à notre disposition auront échoué ou qu'il sera survenu des complications graves : calcification de la pulpe, — tumeur du périoste, — abcès du sinus, — accidents de la dent de sagesse, — fistule cutanée, — constriction des mâchoires, — phlegmons.

Avant de commencer l'opération, il faut examiner la dent à enlever, sa place exacte, sa solidité, la résistance des parois coronaires, pour faire choix d'un bon instrument.

Le malade doit avoir une position qui favorise l'opération à faire.

Pour les dents du haut, il doit avoir la tête légèrement rejetée en arrière, de façon à bien éclairer le champ opératoire sans gêner la circulation. — Pour les dents du bas, au contraire, le malade doit avoir la tête droite, la mâchoire à hauteur de la ceinture de l'opérateur ; — celui-ci, toujours à la droite du patient, entoure la tête avec son bras gauche, et de la main du même côté, écarte les lèvres, les joues et au besoin guide l'instrument.

Quand on opère à la mâchoire supérieure, il faut en outre veiller à ce que le manche ou les branches de l'instrument ne meurtrissent pas la lèvre inférieure contre les dents. — Si c'est à la mâchoire inférieure que doit se faire l'extraction, au moment de l'extraction même, il faut retenir un peu l'instrument pour qu'il ne vienne pas buter contre les dents du haut.

Toute extraction, faite au davier, comprend quatre temps :

1° Placer l'instrument : tenir le davier à pleine main, le pouce entre les branches de manière à diriger le placement et à modérer la pression.

2° Quand le davier est en place, enfoncer, progressivement les mors qui ne doivent se rapprocher seulement qu'à la racine.

3° La luxation est le temps le plus important, le poignet seul doit agir ; ce mouvement a pour but de détacher la dent de ses adhérences : c'est un mouvement de rotation pour les racines coniques, comme aux incisives médianes et latérales supérieures, de demi-rotation pour les canines supérieures, avec des mouvements légers. — Pour la première petite molaire — dent fragile — mouvement de rotation de dedans en dehors, sans brusquer ; — pour la deuxième petite molaire, — qui est plus solide, — même mouvement mais plus accusé. — Pour les grosses molaires supérieures, luxation alternative de dedans en dehors et de dehors en dedans, mais en terminant toujours en dehors.

Pour la mâchoire inférieure, les racines des incisives sont plutôt aplaties, il n'y a donc pas lieu de faire de mouvement de rotation : il faut luxer et tirer en dehors. — Pour la canine, dont la racine est très-longue, il faut enfoncer vigoureusement le davier, et faire une extraction lente. — Enfin, pour les petites et grosses molaires inférieures, mouvements de latéralité en dehors et en dedans.

4° La traction, ou extraction proprement dite né doit s'opérer qu'après la luxation complète et sans violence, elle peut se pratiquer dans tous les sens, suivant que l'on opère à la mâchoire supérieure ou à la mâchoire inférieure, et suivant l'instrument employé.

Instruments. — Les instruments que nous possédons sont : la clef de Garengeot, — 1 davier droit pour la mâchoire supérieure ; — 1 davier courbe pour la mâchoire inférieure, — 2 daviers à courbure accentuée pour les racines du bas, et pour les incisives.

La clef de Garengeot est un davier puissant qu'il

faut manier avec précaution. — La longueur de la tige et la poignée perpendiculaire donnent une grande force à l'opérateur. — La tige se termine par un panneton où s'adaptent, à l'aide d'une vis, des crochets de différentes formes. — Au moment de l'extraction. on a soin d'entourer le panneton d'une petite bande de toile dont on croise le chef initial sur la face gingivale et dont le surplus s'enroule autour de la tige, de manière à ne pas blesser la muqueuse.

Cet instrument peut être utilisé pour l'extraction de toutes les dents, même pour les racines si elles sont suffisamment résistantes, c'est surtout pour l'extraction des grosses molaires qu'il nous rendra d'utiles services.

Le davier droit est indiqué pour les incisives centrales et latérales et les canines du haut.

Le davier courbe, pour les dents du bas en général, ainsi que pour extraire une grosse molaire après sa luxation à l'aide de la clef de Garengeot.

Les daviers à courbure prononcée sont précieux pour les racines du fond de la bouche.

L'extraction terminée, on procédera au nettoyage de la plaie, on irriguera la petite cavité alvéolaire pour enlever les coquilles ou les débris de dent, et on prescrira des gargarismes boriqués fréquents.

Les **complications** consécutives à l'extraction des dents sont les suivantes :

A. Fracture du bord alvéolaire : enlever les coquilles, et faire des lavages à l'eau boriquée chaude.

B. Fracture de la dent : enlever les parties restantes.

C. Déchirure et décollement de la gencive : si le lambeau ne tient presque plus, il est préférable de l'enlever — sinon, on maintient les parties accolées et on prescrit des lavages boriqués.

D. Contusion des lèvres, des joues, de la langue : arrêter l'hémorragie, désinfecter la plaie, et suturer s'il y a lieu.

E. L'hémorragie produite par l'extraction est parfois prolongée. La compression simple suffit généralement à l'arrêter. Il faut enlever le caillot, afin de reconnaître l'endroit exact d'où sort le sang, puis on prépare des petites boulettes de coton imbibé d'alcool ou d'une solution étendue de perchlorure de fer. — On les enfonce dans l'alvéole, en ayant soin de les compter afin de les enlever tous plus tard. — Par-dessus, on met un tampon plus gros que les autres et dépassant la région où a lieu l'hémorragie. — On soutient le tout avec le doigt. — Si l'hémorragie ne cesse pas, on replace par-dessus le premier pansement un tampon encore plus gros, et que le malade peut maintenir en place avec la mâchoire opposée. — Ce tamponnement doit durer vingt-quatre heures. S'il y a récidive, on recommence.

Un autre moyen recommandable consiste à mettre dans l'alvéole un mélange de gutta-percha ramollie et de coton, ou de la gutta-percha dissoute dans le chloroforme : la compression est bien plus forte.

On peut employer aussi les gargarismes de la bouche à l'eau très froide, ou une cautérisation discrète au thermocautère. Le malade fera le moins de mouvements possible, restera la tête haute, et ne fera pas de succion.

Je ne parlerai pas des accidents d'infection consécutifs à l'extraction, qui relèvent d'un traitement à l'hôpital.

Nettoyage de la bouche et des dents. — Le nettoyage est une opération qui a pour but d'enlever le tartre qui se dépose sur les dents au niveau de la gencive, principalement à la face linguale des dents antérieures et inférieures et sur les faces latérales des molaires supérieures.

Avant de pratiquer le nettoyage, on doit faire rincer la bouche du malade, à l'aide d'une solution antiseptique, telle la solution boriquée à 3 p. 100. L'opération sera mieux faite, si l'opérateur fait lui-même à l'aide de la poire ou de la seringue des irrigations entre les interstices dentaires.

Le nettoyage des dents comprend plusieurs opérarations :

1° Le *grattage* se fait à l'aide d'instruments de différentes formes, les 2 grattoirs courbes de notre petit arsenal, auxquels on pourra joindre, si besoin est, l'excavateur pour remplacer le grattoir droit.

Les grattoirs courbes nous serviront pour les faces palatines et linguales des dents antérieures et pour les molaires. Le grattoir droit sera employé pour les faces labiales des dents antérieures du haut et du bas.

Quel que soit l'instrument employé, le mode opératoire est toujours le même. On fait pénétrer la pointe du grattoir entre la gencive et le tartre que l'on détache par un coup sec de bascule. — Il faut éviter d'aller dans le collet à cause de la sensibilité du périoste. Quand cela est nécessaire il faut le faire avec précaution. Le grattage opéré, il faut faire rincer la bouche du patient, ou mieux, faire des irrigations.

2° Le *polissage* a pour but de débarrasser les dents des fines particules de tartre que le grattoir n'aurait pu enlever. Il se pratique à l'aide de tiges de bois tendre, taillées en sifflet à une extrémité et trempées dans une pâte que l'on fait avec de la pierre ponce fine et du blanc d'Espagne, parties égales, délayées avec quelques gouttes d'eau boriquée, pâte que l'on étend sur toutes les faces des dents. Avec l'autre extrémité de la tige, on frotte verticalement et horizontalement.

3° Le *brossage* n'est possible que si le malade possède une brosse à dent. Il faut lui recommander de la prendre ferme et de la passer dans tous les sens, comme pour le polissage, verticalement et horizontalement.

Disons en terminant que lorsque nous aurons des gencives fongueuses, déchaussées par le tartre, on terminera le nettoyage par un attouchement à la teinture d'iode sur les points malades des gencives. — Ces attouchements rendront aux gencives leur fermeté.

103. — STOMATITE SIMPLE

A. La *stomatite simple* ou *érythémateuse* se traite par des gargarismes boriqués, ou mieux par des gargarismes astringents, selon les formules suivantes :

Chlorate de potasse......... 10 grammes.
Eau distillée............... 250 —

ou

Borate de soude........... 10 grammes.
Eau distillée............... 200 —

ou

Alun pulvérisé............. 5 grammes.
Eau distillée............... 200 —

ou encore

Acide chromique........... 10 grammes.
Eau distillée............... 100 —

Il faudra veiller d'une façon toute particulière à assurer l'antisepsie de la bouche, et on a recommandé la solution suivante, qu'il faut cependant manier avec précaution :

> Permanganate de potasse.... 0 gr. 03.
> Eau distillée............... 30 grammes.

VI à VIII gouttes dans un verre d'eau pour gargarismes.

B. La *stomatite folliculeuse* ou *aphteuse* se traite par le gargarisme suivant :

> Borate de soude............ 10 grammes.
> Eau de laurier-cerise....... 50   —
> Eau distillée.............. 200   —

à prendre dans la journée.

Si la stomatite s'accompagne d'un peu d'embarras gastrique, administrez un léger laxatif :

> Sulfate de magnésie........ 20 grammes.
> Eau simple................ 100   —

D'après M. Tordens, un agent souverain, véritable spécifique, capable d'amener la guérison en quelques jours, est le chlorate de potasse, 1 ou 2 grammes dans 60 grammes d'eau, à l'intérieur.

En même temps, soins répétés de la bouche, avec l'eau boriquée, et badigeonnages biquotidiens avec une solution de sulfate de zinc.

> Sulfate de zinc............. 0 gr. 15.
> Eau distillée.............. 100 grammes.

ou de permanganate de potasse.

Le permanganate de potasse, en effet, détermine une asepsie buccale excellente, car il détruit les microbes par une oxydation énergique, puisqu'il abandonne de l'oxygène aux matières organiques au contact desquelles il est placé.

Pour une antisepsie quotidienne, il suffit de V gouttes d'une solution au $1/10^e$ dans un verre d'eau.

Généralement, c'est à cette dernière que M. Tordens a recours, en frictionnant quatre fois par jour les parties malades avec un tampon de ouate trempé dans une solution au $1/1000^e$.

C. La *stomatite crémeuse* ou *muguet* nécessite une bonne hygiène générale, et des attouchements avec le collutoire suivant :

    Borate de soude.............   4 grammes.
    Eau.......................   60   —

ou des badigeonnages avec :

    Acide borique...........   10 à 5 grammes.
    Glycérine pure.........   50 à 20   —

Les gargarismes recommandés sont ceux préparés avec de l'eau d'orge :

    Acide borique..............   4 grammes.
    Eau d'orge.................   200   —

L'orge *mondé* est la semence séparée du péricarpe ; privée en outre de son tégument propre, et réduite à son endosperme amylacé, c'est l'orge *perlé*.

L'eau d'orge se prépare en faisant bouillir 20 grammes

d'orge dans une quantité suffisante d'eau jusqu'à ce que le grain soit crevé ; on réduit ensuite à un litre.

D. La *stomatite mercurielle* nécessite comme première indication la suspension de l'emploi des préparations mercurielles.

On conseille ensuite le collutoire suivant :

        Alun......................   2 grammes.
        Glycérine..................   5   —

Ricord recommandait :

        Acide chlorhydrique.........   XX gouttes.
        Glycérine ou miel...........   10 grammes.

Comme traitement abortif, on a conseillé de prendre :

        Chlorate de potasse.........   4 grammes.
        Eau........................   200   —

Une cuillerée à bouche toutes les deux heures.

Le gargarisme préconisé par Gosselin est le suivant :

        Chlorate de potasse.........   4 grammes.
        Teinture d'opium............   XV gouttes.
        Eau de laurier-cerise.......   15 grammes.
        Eau distillée...............   100   —

Enfin, il peut être nécessaire de faire la cautérisation des gencives à la teinture d'iode, ou au crayon de nitrate d'argent.

Pour faciliter l'élimination du mercure, on ordonne une petite dose d'iodure de potassium :

Iodure de potassium.........   0 gr. 50
Eau simple...............   60 grammes.

pro die.

E. La *stomatite ulcéro-membraneuse* nécessite l'envoi du malade à l'hôpital.

108. — ANGINE SIMPLE

Le traitement de l'*angine simple* est le suivant :
1º Alimentation : bouillon, lait : 2 litres par jour.
Boissons chaudes : infusion de tilleul. Eau d'orge, 20 grammes d'orge mondé par litre d'eau.
Gargarismes émollients au borate de soude :

Borate de soude...........   4 grammes.
Eau distillée.............   100   —

On peut ajouter à ce gargarisme, s'il y a douleur vive :

Teinture d'opium.............   XV gouttes.

Badigeonnages de la gorge à la glycérine iodée, deux ou trois fois par jour.

Cataplasmes Lelièvre chauds, sur la gorge, une demi-feuille. Sinapisme liquide aux angles de la mâchoire.
Badigeonnage au jus de citron, coupé d'un tiers d'eau distillée.
2º Dans le cas où la douleur serait très vive, badigeonner le fond de la gorge avec :

Chlorhydrate de morphine...   0 gr. 10
Glycérine pure..............   15 grammes.

ou

> Chlorhydrate de cocaïne...... 1 gramme.
> Eau distillée................ 20   —

3° On recommande les grands lavages chauds de la gorge, dont il est parlé au traitement de l'amygdalite, et l'huile de foie de morue pour soutenir l'état général.

Il y a généralement une température assez élevée pendant les trente-six ou les quarante-huit premières heures de l'angine : le malade fait la fièvre de son angine, et le thermomètre peut marquer 38°,5 à 39° de température.

Il ne faut pas s'en effrayer outre mesure et vous prescrivez alors 0,75 centigrammes ou 1 gramme de chlorhydrate de quinine, en solution, à prendre dans du lait.

La fièvre tombera en très peu de temps. Si elle persistait, méfiez-vous, il surviendra quelque complication.

Un moyen prophylactique, que j'ai recommandé souvent dans les régiments et qui donne les meilleurs résultats, est le suivant :

Recommandez aux soldats de se gargariser la bouche à l'eau ordinaire, prise aux robinets des lavabos, très souvent et plus particulièrement lorsqu'ils rentrent du gymnase, ou d'un exercice extérieur. Ils enlèveront ainsi le sable, les poussières qui restent dans l'arrière-gorge, et les cas d'angine seront bien moins fréquents.

S'il y a de l'*angine granuleuse*, on conseille un collutoire préparé de la façon suivante :

> Teinture d'iode.............. 5 grammes.
> Iodure de potassium......... 2   —
> Glycérine................... 50   —

Si l'on a de l'acide phénique, on en ajoutera 0,50 centigrammes.

Faites dissoudre. A l'aide d'un pinceau (une boulette de coton hydrophile, montée sur une baguette de bois) trempé dans cette solution, on fait un badigeonnage de la gorge et du larynx deux fois par jour.

S'il survient un peu d'irritation, on suspend pendant quelques jours ce badigeonnage.

On a recommandé aussi les inhalations de vapeur d'eau chaude, puis ensuite les badigeonnages avec :

Tannin...................... 1 gramme.
Glycérine.................. 10 —

deux fois par jour.

Les granulations de l'angine chronique peuvent aussi disparaître par des attouchements à la glycérine iodée au 1/15ᵉ.

Nous n'oublierons pas, — lorsque nous serons en présence d'une angine, — que cette angine peut être le symptôme d'une maladie générale qu'il faut rechercher : angine gangreneuse, — angine scrofuleuse, — angine scarlatineuse, — angine syphilitique, — angine diphthéritique, — angine tuberculeuse.

On recommandera tout particulièrement à tout homme prédisposé aux angines d'éviter : l'alcool, le tabac, les poussières.

Les *eaux minérales* recommandées sont les eaux sulfureuses ou arsenicales : eaux sulfurées, comme *Cauterets* (Hautes-Pyrénées), *Eaux-Bonnes* (Basses-Pyrénées), *Luchon* (Haute-Garonne); eaux chlorobicarbonatées : *La Bourboule* (Puy-de-Dôme); eaux faiblement minéralisées, le *Mont-Dore* (Puy-de-Dôme) (près de 0,001 d'arséniate de soude), officiers.

Pour les hommes de troupe, il n'y a guère qu'*Amélie-les-Bains* (Pyrénées-Orientales) à conseiller (sulfurées sodiques) ; les eaux de Barèges étant trop actives.

L'amygdalite peut être aiguë ou chronique.

L'*amygdalite aiguë* nécessite comme alimentation : le régime lacté : 1 à 2 litres de lait par jour, du bouillon, des boissons chaudes, préparées avec du thé ou du tilleul, 5 à 10 grammes de thé ou de tilleul par litre d'eau, en infusion.

Si l'inflammation de l'amygdale est vive, la douleur sérieuse, la gêne de déglutition très accusée, on se trouvera toujours bien, chez nos soldats, de prescrire un vomitif.

> Poudre d'ipéca...................... 1 gr. 50
> Émétique........................... 0 gr. 05

Divisez en deux paquets : à prendre à un quart d'heure d'intervalle. Faire absorber de l'eau chaude, quatre, cinq, six verres pour favoriser les vomissements.

On conseillera ensuite les gargarismes émollients à la graine de lin ou au borate de soude :

> Borate de soude............. 10 grammes.
> Eau chaude................. 200   —

Localement, on agit favorablement par les badigeonnages à la glycérine boratée :

> Borate de soude............. 2 grammes.
> Glycérine.................. 30   —

ou à la glycérine iodée :

Teinture d'iode........... ⎫ āā 5 grammes.
Glycérine................. ⎭

Contre l'élément *douleur*, on conseille les badigeonnages des amygdales avec la solution huileuse de
cocaïne selon la formule :

Chlorhydrate de cocaïne....   0 gr. 30
Huile d'olive...............   30 grammes.

Les compresses imbibées d'eau chaude et recouvertes de taffetas gommé, appliquées au devant du
cou, ou bien les compresses imbibées d'eau froide,
calment aussi la douleur et font une révulsion salutaire.

On a recommandé aussi l'application de sinapisme
liquide, matin et soir, à l'angle de la mâchoire du côté
malade, d'une durée de dix minutes à un quart d'heure,
ou encore l'application de cataplasmes Lelièvre, très
chauds — un quart de feuille, ou une demi-feuille —
arrosés de XV à XX gouttes d'alcoolé d'extrait d'opium.

Enfin, on conseillera les lavages de la bouche, des
irrigations très fréquentes avec de l'eau boriquée à
20 ou 40 grammes pour un litre d'eau. — Ces grands
lavages chauds, qui sont comme de véritables douches
gutturales, soulagent toujours.

L'amygdalite chronique est souvent la conséquence
d'amygdalites aiguës à répétition et se traite localement par des insufflations à la poudre d'alun directement portée sur les amygdales — par des badigeonnages à la teinture d'iode ou à la glycérine iodée : āā ;

— par des gargarismes chloratés 4 grammes pour 150 grammes d'eau.

Mais il faut bien reconnaître que tous ces moyens sont très infidèles et que le vrai traitement de l'amygdalite chronique est l'ablation de l'amygdale, qui ne peut être faite qu'à l'hôpital.

Peut-être pourrait-on essayer, à l'infirmerie, la cautérisation ignée à l'aide du thermo-cautère, mais nous conseillons plutôt l'envoi à l'hôpital pour toute opération à faire sur les amygdales.

N'oublions pas que Nélaton disait à Saint-Germain que l'ablation des amygdales était l'opération qui lui coûtait le plus à exécuter.

Un traitement qui réussit bien dans les pseudo-hypertrophies des amygdales est le suivant :

Badigeonnages avec une solution pure de :

Iode......................	0 gr. 05
Iodure de potassium.........	0 — 10
Alcoolé d'extrait d'opium....	1 gramme.
Glycérine..................	100 —

et gargarismes fréquents avec une demi-cuillerée à café de cette solution dans 1/2 verre d'eau tiède, gargarismes du fond de la gorge, matin et soir.

115. — INDIGESTION

L'*indigestion*, proprement dite, c'est-à-dire celle qui est une forme atténuée et passagère de gastrite toxique, causée par les ingesta, est relativement rare chez nos soldats.

1° Au début, si les vomissements surviennent, favorisez-les autant que faire se peut par des boissons

chaudes : infusion de thé léger, de tilleul, de camomille, la nature se charge le plus généralement de
faire cette évacuation spontanée de l'estomac.

Sinon, il est indiqué de provoquer les vomissements
en administrant un vomitif :

> Poudre d'ipéca................... 1 gr. 50

en deux paquets à prendre à un quart d'heure d'intervalle, et suivis de plusieurs verres d'eau chaude, pour
évacuer le plus vite possible le contenu de l'estomac.

Le malade sera déjà bien soulagé.

2° Si le contenu stomacal est déjà parvenu dans
l'intestin, l'indigestion se complique alors de coliques
et de diarrhée.

La diarrhée, respectez-la, elle disparaîtra d'elle-
même lorsque l'intestin se sera débarrassé de son
contenu.

Favorisez-la plutôt à l'aide d'un lavement huileux,
ou d'un purgatif salin :

> Sulfate de magnésie........ 30 grammes.
> Eau........................ 100   —

ou mieux encore avec du calomel :

> Calomel à la vapeur......... 1 gramme.

à prendre dans du pain azyme.

3° Comme alimentation : diète, ou un litre de lait,
pas davantage.

4° Quant aux coliques, adoucissez-les par des cataplasmes bien chauds de farine de lin, appliqués sur le
ventre (et peu épais, pour qu'ils ne pèsent pas sur le

ventre), et arrosés de XX gouttes d'alcoolé d'extrait d'opium.

Ou encore, enveloppez le ventre de linges très chauds, avec un bandage de corps assez serré, ce qui calme bien les coliques.

On se trouve bien parfois de pratiquer de légers massages autour du nombril avec la pulpe des quatre derniers doigts, à l'aide d'un peu d'huile camphrée tiède.

Si les douleurs abdominales persistent, un bon lavement à l'eau boriquée chaude donne souvent un soulagement appréciable.

Le surlendemain, on peut renouveler un léger purgatif salin :

> Sulfate de magnésie........   25 grammes.
> Eau.......................   100   —

5° Après la diète lactée qui doit durer trois, quatre jours, on commence à alimenter peu à peu le malade en lui donnant une demi-portion, puis une portion, enfin le régime ordinaire.

En cas d'ingestion d'aliments mauvais, d'une intoxication alimentaire, ce qui a été signalé à différentes reprises par les médecins militaires, il est urgent de provoquer de suite les vomissements, et de vider l'estomac à l'aide du syphon de Faucher, avec entonnoir en verre : on lave alors l'estomac avec de l'eau tiède.

La diète lactée est de rigueur jusqu'à disparition complète de tous les symptômes.

Si l'intoxication paraît avoir des suites graves, après

avoir paré à l'urgence, on enverra le malade à l'hôpital.

Voir la notice VIII. *Empoisonnements. Intoxications
alimentaires.*

116. — EMBARRAS GASTRIQUE SANS FIÈVRE

Cette affection est encore assez fréquemment observée
dans nos régiments, — et bien qu'elle soit dite : sans fièvre,
elle s'accompagne assez souvent d'une légère élévation de
température : de 37°,8 à 38°,5..., et nous avons cependant le
droit de la soigner à l'infirmerie, sous la réserve expresse
que cette température *doit* céder en deux ou trois jours, sous
l'influence du traitement.

Il ne faut, en effet, jamais perdre de vue que l'embarras
gastrique est le premier symptôme de nombre de maladies
générales à leur début, et il y a lieu dès lors de toujours
bien surveiller son malade à l'infirmerie.

Au malade atteint d'embarras gastrique, il faut tout
d'abord interdire l'usage du tabac et de l'alcool, deux
causes fréquentes de cette affection chez nos soldats.

Il faut ensuite réglementer l'alimentation et ne donner au début que du lait, un, deux, trois litres par
jour.

1° La première indication thérapeutique est de débarrasser l'estomac et les intestins de tout ce qui peut
provoquer les fermentations.

S'il y a anorexie, langue sale, recouverte d'un enduit
jaune verdâtre, on ordonne un vomitif :

Poudre d'ipéca...................... 1 gr. 50
Émétique en poudre.............. 0 — 05

en deux paquets à prendre à un quart d'heure d'intervalle, et suivis de l'absorption de quelques verres d'eau
chaude (un verre toutes les cinq minutes) pour favoriser les vomissements.

Si l'embarras gastrique est moins accusé, on peut
se contenter d'un bon purgatif :

> Sulfate de magnésie........ 40 grammes.
> Eau....................... 200 —

2° On se trouvera toujours bien de donner, vers le
soir des premier et deuxième jours — même s'il n'y
a pas de fièvre — de la solution de quinine au 1/20°
(chlorhydrate basique), de façon à faire absorber 0,50
à 0,75 centigrammes (dans du lait) pour combattre
l'élément infectieux.

Dans le cas où la température monterait au-dessus
de 38°, on serait autorisé à donner de 0,75 centigrammes à 1 gramme de solution de quinine.

Nous répétons qu'il faut bien surveiller la température et l'état général du malade, pour s'assurer que
l'embarras gastrique n'est pas symptomatique d'une
maladie générale grave.

L'embarras gastrique simple *doit* s'améliorer, après
quelques jours de traitement, par la diète lactée et le
purgatif.

Après quelques jours, on alimentera progressivement le malade : bouillon, œufs, demi-portion, portion
entière avec ou sans vin.

Puis il reprendra son régime ordinaire.

On donnera pendant cette période des tisanes légères :
thé, tilleul, camomille, 2 à 4 grammes de bicarbonate
de soude par jour.

S'il y a constipation après l'administration du purgatif salin, on conseillera :

Rhubarbe.................... 1 gramme.

pendant deux et trois jours, ou :

Huile de ricin........... 10 à 15 grammes.

(une cuillerée à café tous les matins), jusqu'à ce que se rétablissent les selles régulières.

3° On a observé parfois des *douleurs épigastriques* très vives, et des vomissements pénibles, on donnera dans ce cas une cuillerée à café de la potion suivante :

Chlorhydrate de morphine ...   0 gr. 01
Eau distillée................   50 grammes.

à préparer et à donner soi-même.

Dans le cas de *crise gastrique*, M. le Professeur Dieulafoy conseille la médication suivante qui lui réussit presque toujours :

Chlorhydrate de morphine..   0 gr. 01
Chlorhydrate de cocaïne....   0 — 03
Eau distillée...............   100 grammes.

Une cuillerée à café de cette solution dans une cuillèrée à bouche de lait froid, toutes les heures. Le lait est généralement alors bien supporté.

Dans le cas de *catarrhe stomacal*, Simon de Vienne a institué dans le service du Professeur Senator, à

Berlin, l'usage du sulfate de magnésie à petites doses quotidiennes. Le malade prend, à jeun, par petites gorgées, 200 grammes d'eau tiède à 40°, contenant 1 gramme de sulfate de magnésie.

Ce traitement est continué deux et trois semaines sans rien changer au régime, et a donné d'excellents résultats.

Enfin, on a conseillé aussi le mélange suivant :

Poudre de rhubarbe........... 2 grammes.
Bicarbonate de soude........ 6 —

à prendre dans du lait, pendant un ou deux jours, après l'administration d'un vomitif, pour remettre en état la muqueuse stomacale.

Quand un homme sort de l'infirmerie après avoir été soigné pour un embarras gastrique de quelque durée, il pourra être exempté de service, ou de marches pendant plusieurs jours.

117. — CONSTIPATION

La *constipation* n'est pas une maladie fréquemment observée dans l'armée : le plus souvent, nous serons appelés à traiter la constipation passagère ou accidentelle, et bien plus rarement la constipation chronique ou habituelle,

La constipation passagère se traite :
1° Avec le purgatif salin que nous avons à notre disposition : le *sulfate de magnésie*.

Le sulfate de magnésie, ou sel d'Epsom, qui est le principe actif des eaux de Sedlitz, s'emploie à la dose de 20 à 25 grammes dans 100 grammes d'eau.

Chez quelques-uns de nos soldats, cette dose, généralement recommandée, est insuffisante, il faut dès lors la porter à 30 ou 35 grammes.

Le sulfate de magnésie se donne aussi en lavement :

Sulfate de magnésie........ 15 grammes.
Eau chaude............... 300   —

pour un lavement, après refroidissement.

Le purgatif salin agit surtout en augmentant la sécrétion intestinale, il est particulièrement indiqué dans l'embarras gastro-intestinal, et quand on veut obtenir une dérivation du côté de l'intestin.

Mais on ne perdra jamais de vue que l'usage du purgatif salin entraîne la constipation, et que son usage prolongé irait à l'encontre du résultat que l'on veut obtenir, pour traiter la constipation.

2° A côté du sulfate de magnésie, il faut citer l'*huile de ricin*, excellent purgatif, qu'il convient surtout d'employer au début du traitement de la constipation, quand il s'agit de déterminer la désobstruction préalable de l'intestin.

La dose à employer est de 30 à 60 grammes chez l'adulte.

L'huile de ricin se donne aussi en lavement à la dose de 30 grammes.

3° Enfin un dernier purgatif qui a surtout une grande vogue en Angleterre, c'est le *calomel*.

A son pouvoir purgatif, il joint une puissante action antiseptique qui le rend très recommandable dans certaines affections.

La dose usuelle chez l'adulte est de 0,60 centigrammes à 1 gramme, qui doit être prise en une seule fois.

La **constipation habituelle** ne saurait être traitée, ainsi que je viens de le dire, par un purgatif salin ; on la traitera plus volontiers avec l'huile de ricin ou le calomel selon les doses indiquées ci-dessus.

1° Un des laxatifs les plus répandus est la poudre de *rhubarbe*, qui purge généralement doucement et sans coliques, mais il ne faut pas oublier non plus, quand on l'emploie, qu'elle cause de la constipation consécutive, chez certains sujets.

On utilise la poudre à la dose de 0,50 centigrammes à 1 gramme dans du pain azyme, une ou deux fois par jour.

2° On a recommandé, ces temps derniers, le *lavement* à l'eau alcoolisée camphrée :

Verser dans 125 grammes d'eau XX gouttes d'alcool camphré, mêler un instant, et parfaire à 250 grammes d'eau.

On donne 60 grammes par jour de ce lavement alcoolisé, et, au bout de cinq à dix minutes, le besoin de défécation devient irrésistible.

3° En Allemagne, depuis quelques années, on a vivement recommandé, en raison des nombreux succès obtenus, des injections de 2 ou 3 grammes de glycérine pure dans le rectum.

4° On obtient aussi d'excellents résultats en administrant un lavement d'eau froide ou d'eau tiède avec 10, 20, 30 grammes de glycérine pure.

5° Kussmaül et Heiner ont préconisé les lavements d'huile pour le traitement de la constipation habituelle, d'après la technique suivante :

L'huile employée est l'huile d'olive : on en administre d'abord 500 grammes par lavement, puis ensuite 250 grammes. L'huile est à la température du corps.

Le malade est placé dans le décubitus dorsal, la
anule est enfoncée de 0,15 centimètres, et on fait
onctionner l'irrigateur lentement pour que l'opération
ure de quinze à vingt minutes. Le malade restera
ouché une heure, et se penchera sur le côté gauche
'abord, puis sur le dos, puis sur le côté droit pour
aire progresser le lavement dans le gros intestin. Une
elle se produit trois à quatre heures après. On peut
ecommencer ainsi tous les jours jusqu'à ce que les
selles soient régulières.

Je ne recommanderai pas les grands lavages de
l'intestin préconisés par MM. Lesage et Dauriac (1893),
qui ne seraient pas d'une pratique facile dans nos
infirmeries régimentaires.

Et bien que d'après Lesage et Dauriac, aucun accident ne soit à redouter, ce procédé est susceptible de
provoquer des vomissements parfois assez pénibles.

6° N'oublions pas de mentionner aussi l'usage de
la *graine de lin*, très recommandé dans les cas de constipation habituelle : une ou deux cuillerées à bouche
prises au moment du repas produisent l'effet désiré;
quelques gorgées d'eau en facilitent la déglutition.

La graine de lin laisse transsuder un principe âcre
qui irrite la muqueuse et détermine l'hypersécrétion
intestinale. D'après Gubler, on favoriserait la formation de ce principe âcre en concassant légèrement
les graines dont l'activité serait ainsi augmentée.

Les graines de lin contiennent 20 p. 100 de muci-
lage et 32 à 38 p. 100 d'huile laxative.

On leur a reproché de produire des phénomènes
d'obstruction. G. Sée n'a jamais observé un accident
sur plusieurs milliers de cas.

7° Nous recommanderons enfin, en terminant, le

massage de l'abdomen, procédé trop peu employé, et qui rend de grands services dans le cas d'atonie intestinale, cause fréquente de constipation (voir notice I).

118. — DIARRHÉE AIGUË SIMPLE

La *diarrhée aiguë* simple est souvent passagère et causée le plus généralement par l'arrivée dans l'intestin d'aliments en voie de fermentation, ce qui augmente d'une façon anormale la virulence des microorganismes, hôtes habituels de la cavité intestinale. A côté de cette entérite *ab ingestis*, il y a lieu de placer la *diarrhée estivale*, qui s'observe chez nos soldats, au cours de l'été, particulièrement pendant les manœuvres, sous l'influence de l'absorption de fruits insuffisamment mûrs, ou de l'eau de qualité douteuse, bue en trop grande quantité.

La diarrhée aiguë s'accompagne très souvent d'embarras gastrique ou d'un état saburral de la première partie du tube digestif, d'où gastro-entérite.

1° La première indication à remplir est d'assurer l'évacuation du contenu de l'estomac et de l'intestin.

S'il y a des vomissements, il faut les favoriser autant que possible, en titillant la luette ou en administrant 1 gr. 50 d'ipéca; de plus, on donnera de l'eau chaude au malade, par verre, toutes les cinq minutes.

S'il n'y a qu'une affection exclusivement intestinale, de l'entérite à proprement parler, avec envies fréquentes d'aller à la garde-robe, on soulagera beaucoup le malade en débarrassant l'intestin par un grand lavement simple qui le désobstrue des matières qui y sont accumulées.

Le lendemain, administration d'un léger purgatif.

Le purgatif salin est plus recommandé que le purgatif huileux.

Sulfate de magnésie........   40 grammes.

à prendre en deux verres, à dix minutes d'intervalle.

Régime lacté : 1 ou 2 litres de lait par jour. On peut ajouter au lait 2 grammes de bicarbonate de soude par litre.

2° Si la diarrhée est caractérisée par un flux aqueux abondant, s'accompagnant de douleurs abdominales plus ou moins vives, on ordonne la potion suivante :

Sous-nitrate de bismuth.....   4 grammes.
Teinture d'extrait d'opium...   XV gouttes.
Eau sucrée..................   60 grammes.

à prendre en trois fois dans la journée. Agitez la bouteille.

On conseillera aussi un lavement d'après la formule :

Eau amidonnée.   200 grammes (8 gr. d'amidon).
Alcoolé d'extrait d'opium....   XX gouttes.

En même temps, on donnera de l'eau de riz albumineuse :

Riz décortiqué.............   30 grammes.
Blancs d'œuf..............   n° 3
Eau.......................   100 grammes.

On fait bouillir le riz dans l'eau pendant une heure, on passe à travers un linge peu serré, on laisse refroidir, et on ajoute les blancs d'œuf. A prendre un quart de verre toutes les demi-heures.

Le médecin autrichien Monti a conseillé la potion suivante :

Bicarbonate de soude....... 4 grammes.
Alcoolé d'extrait d'opium.... X gouttes.
Eau de fontaine........... 70 grammes.

par cuillerée à bouche toutes les heures.

Dans le cas d'inappétence, d'éructations qui accompagnent souvent le catarrhe aigu de l'intestin, on donne :

Rhubarbe .... 0 gr. 40
Sucre pulvérisé .... 3 —

pour un paquet. Un toutes les trois heures, N° 5.

De plus, on donnera journellement un grand lavement d'eau boriquée, — 8 grammes d'acide borique, — dans lequel on ajoute X gouttes d'alcoolé d'extrait d'opium.

Si l'on se trouve en présence de *diarrhée estivale*, pendant les marches et les manœuvres au cours de l'été, on pourra se contenter de donner, en cours de route, une pilule d'extrait d'opium de 5 centigrammes et on fera monter le malade dans la voiture pour le surveiller.

Si les douleurs abdominales sont vives, si les coliques sont douloureuses (tranchées), repos au lit, et on appliquera sur le ventre un cataplasme de farine de lin, léger, arrosé de XX à XXV gouttes d'alcoolé d'extrait d'opium, ou encore des compresses très chaudes sur l'abdomen, recouvertes de tissu imperméable, avec un pansement ouaté abdominal assez serré.

J'ai pu constater souvent que les coliques se calmaient notablement, lorsque les intestins étaient bien maintenus par une bonne compression du ventre.

Nous ne perdrons jamais de vue que les coliques, que les diarrhées sont souvent la conséquence de l'absorption d'une grande quantité d'eau froide, comme nos soldats ont trop de tendance à le faire pendant les routes et manœuvres.

Des ordres sévères seront donc donnés, et renouvelés s'il y a lieu, pour éviter l'eau simple comme boisson. L'eau sera toujours additionnée de quelques gouttes d'alcool de menthe de Ricqlès, qu'achètent les compagnies, et qu'on obtient au prix de gros.

Nous nous souviendrons aussi que les coliques, la diarrhée sont difficiles à constater, et sont cependant (pour ce motif peut-être?) invoquées comme maladies par les soldats... Il faudra avoir quelque méfiance vis-à-vis des hommes se plaignant de diarrhée, sans cause reconnue; en tout cas, le médecin devra toujours se rendre compte *de visu*, que le soldat est porteur de la ceinture de flanelle réglementaire.

La thérapeutique des entérites primitives a subi de profondes modifications ces dernières années, après avoir découvert qu'elles étaient causées par la présence dans l'intestin de microorganismes dont on a reconnu le rôle pathogène, particulièrement pour le *Bacterium coli*.

Autrefois, on se contentait de traiter les deux symptômes principaux: la *diarrhée*, la *douleur*, seul traitement que nous puissions encore aujourd'hui appliquer avec les médicaments accordés aux infirmeries régimentaires, actuellement on cherche à remplir deux indications principales : *réaliser l'antisepsie* du milieu intestinal. *Évacuer le contenu septique* de l'intestin. Ne pourrait-on pas dès lors faire entrer dans la nomenclature des médicaments destinés aux infirmeries régimentaires, l'*acide lactique* et le *benzo-naphtol*, ainsi que je l'ai demandé dans un rapport du 10 octobre 1900.

119. — COLIQUES, ENTÉRALGIE

Toutes les fois que les contractions péristaltiques de l'intestin sont exagérées, elles sont perçues et se manifestent par des *coliques*, accès douloureux de courte durée, qui peuvent se produire à de courts intervalles.

Les entérites, de même que la constipation, peuvent provoquer des coliques : ce sont des coliques symptomatiques, dont le traitement se confond avec celui de la maladie causale.

A côté de ces coliques symptomatiques, il faut signaler l'*entéralgie*, qui paraît être une névrose douloureuse de l'intestin, caractérisée par des accès paroxystiques apparaissant à intervalles variables.

L'entéralgie est attribuée par nombre d'auteurs à un spasme de l'intestin.

1° L'évacuation de l'intestin, dans l'un comme dans l'autre cas, soit à l'aide de lavements, soit à l'aide de purgatifs est l'indication essentielle. Il est rare que les coliques résistent à ces moyens.

On administre un léger purgatif :

    Huile de ricin................ 30 grammes.

ou

    Sulfate de magnésie......... 20 grammes.

dans 100 grammes d'eau.

2° L'opium qu'il faut employer avec mesure dans les coliques symptomatiques, est au contraire le remède de choix dans le cas d'entéralgie.

On ordonne alors les préparations opiacées de la façon suivante :

Prendre toutes les quatre heures, une demi-pilule d'opium.

Les pilules d'extrait d'opium sont délivrées en pilules de 5 centigrammes.

On recommande aussi les injections sous-cutanées de chlorhydrate de morphine, d'après la formule :

Chlorhydrate de morphine... 0 gr. 10
Eau distillée de laurier-cerise. 20 grammes.

Une ou deux injections sous-cutanées par jour.

3° Comme adjuvant pour calmer momentanément les douleurs, on appliquera sur le ventre :

Des cataplasmes opiacés, des cataplasmes peu épais, mais recouvrant tout l'abdomen, de farine de lin arrosés de XX à XXV gouttes d'alcoolé d'extrait d'opium ; ou encore, des compresses chloroformées sur le ventre.

4° Quelques auteurs ont préconisé l'emploi de lavements : soit de grands lavements boriqués froids, soit mieux des lavements ainsi composés :

Chloroforme............... 2 grammes.
Alcool à 90°............... 30   —
Eau.................. 250   —

Les bains tièdes réussissent parfois très bien.

5° Enfin, on a administré aussi, dans quelques cas

d'entéralgie qui avaient résisté aux traitements usuels, le bromure de potassium :

Bromure de potassium....... 4 grammes
Eau 80   —

par jour.

123. — TÉNIAS

Le principe du traitement des *ténias* consiste à tuer ou à engourdir les helminthes, et à profiter de cet état pour les expulser avant qu'ils n'aient eu le temps de se fixer en un autre point du tube digestif.

Quel que soit le ténia, dont l'existence a été reconnue par des fragments rendus avec les selles, le traitement est le même :

1° La veille, au repas du soir, le malade ne prendra que du lait, un litre, à absorber en petite quantité, un verre toutes les demi-heures, à l'exclusion de tout autre aliment.

2° Le lendemain matin, on vide l'intestin par un grand lavement simple.

Puis on administre, 2 par 2, toutes les cinq minutes, 16 des capsules suivantes :

Capsules d'huile éthérée de fougère mâle n° 16 contenant 0,50 centigrammes d'huile éthérée par capsule.

3° Dès que le malade commence à éprouver un malaise dans le ventre, la sensation d'un corps qui remue ou se pelotonne, environ une heure ou une heure et demie après l'ingestion des dernières capsules, on administre un purgatif :

Huile de ricin........... 40 à 60 grammes.

Le malade doit aller à la selle sur un vase rempli d'eau tiède pour que le ver ne se brise pas et on lui recommandera de ne pas resserrer le sphincter, autant que possible, pour ne pas couper le ver.

Il importe, en effet, de se rendre compte si la tête est sortie. Pour ce, on fait soigneusement étaler le ver sur une compresse, après l'avoir bien dévidé sous l'eau, et on recherche la tête qui est caractéristique et qui termine la partie effilée du cou.

Disons en passant qu'on a quelquefois reproché à l'huile éthérée de fougère mâle de provoquer des symptômes d'intoxication. L'huile associée à l'extrait éthéré de fougère mâle, en rendrait l'absorption plus facile et provoquerait des accidents... Si le fait était reconnu exact, il y aurait lieu de supprimer les capsules d'huile éthérée et d'adopter pour la confection de ces capsules, la formule du Dʳ Créqui :

Extrait éthéré de fougère mâle..... 0 gr. 50
Calomel............................ 0 — 05

pour une capsule.

124. — LOMBRICS, OXYURES

Les *lombrics* siègent toujours dans la première portion de l'intestin et peuvent émigrer du côté de l'estomac, et être rendus par le vomissement.

Leur traitement est exclusivement interne. On emploie contre eux le calomel qui est un excellent anthelminthique :

Poudre de calomel............. 1 gramme.

à prendre en une seule fois, le matin, dans du pain azyme.

Pour éviter l'ingestion d'aliments salés, on prescrira le régime lacté : 2 litres de lait dans la journée.

Si ce traitement ne réussit pas la première fois, il peut être renouvelé au bout de trois à quatre jours.

Les *oxyures* siègent exclusivement dans le rectum et il est très facile d'en débarrasser rapidement les malades.

1° Ici les anthelminthiques sont inutiles, le traitement *local* doit suffire et on a recours au traitement par les lavements.

Trousseau recommandait le lavement suivant :

> Calomel.....................   0 gr. 25
> Décoction de lin ....   120 grammes.

(mêlez pour un lavement)

ou encore :

> Bichlorure de mercure.....   0 gr. 02
> Eau distillée...............   100 grammes.

Faites dissoudre pour un lavement.

On a prescrit aussi les lavements d'eau salée : 40 grammes de sel ordinaire pour 200 grammes d'eau ;

Les lavements à l'eau savonneuse : 3 grammes de savon à faire dissoudre dans 200 grammes d'eau.

Debout conseillait tout simplement les lavements froids d'eau sucrée ; Niemeyer, les lavements froids d'eau vinaigrée à 3 p. 100, soit 6 grammes de vinaigre pour 200 grammes d'eau.

Dujardin-Beaumetz recommande les lavements à la glycérine : 2 cuillerées à soupe dans 250 grammes d'eau froide.

Le traitement doit être fait tous les trois ou quatre jours et continué pendant plusieurs semaines.

2º Dans les cas rebelles, on devra introduire dans le rectum une mèche enduite d'onguent mercuriel, et en oindre aussi le pourtour de l'anus.

Dans les cas où les oxyures détermineraient au niveau de l'anus de vives démangeaisons, il sera bon d'enduire pendant quelques jours la marge de l'anus avec une pommade au calomel :

> Poudre de calomel.......... 3 grammes.
> Vaseline.................... 30   —

Outre les lavements, Cobbold recommande de légers purgatifs salins, mais répétés :

> Sulfate de magnésie.,....... 15 grammes.

par jour.

132. — ICTÈRE CATARRHAL

L'*ictère catarrhal* n'est pas très rare chez le soldat, sans qu'on puisse en déterminer une étiologie bien précise.

Il est généralement admis, aujourd'hui, que l'ictère catarrhal, même simple, même bénin, est de nature infectieuse, et qu'il doit être classé parmi les ictères toxi-infectieux.

Rétablir le cours de la bile momentanément suspendu, et éliminer les produits toxiques résorbés par le sang, telles sont les deux indications du traitement.

Donc : A. Traitement du tube digestif :.

B. Traitement de la jaunisse.

A. 1° Le traitement du tube digestif est simple : on prescrira le repos au lit, et l'emploi du régime lacté exclusif : 2 et 3 litres de lait par jour.

On ordonne aussi quelques boissons acidulées à l'acide tartrique : faites dissoudre 4 à 6 grammes d'acide tartrique dans 100 grammes d'eau chaude, ajoutez-y le jus de la moitié d'un citron et après refroidissement, étendez à un litre d'eau.

2° On se trouvera bien d'ordonner 2 légers purgatifs, le premier et le quatrième jour du traitement à l'infirmerie.

Les purgatifs recommandés sont :

> Sulfate de magnésie........ 20 grammes.
> Eau......................... 100 —

ou

> Poudre de calomel... 0 gr. 50 à 1 gramme.

dans du pain azyme.

On recommande aussi des irrigations rectales froides répétées 2 fois par jour, avec de l'eau boriquée à 1 p. 100 que l'on peut faire pénétrer aussi profondément que possible dans le gros intestin.

B. 1° Le traitement de la jaunisse se rapproche quelque peu du traitement de l'état gastrique par l'emploi de légers purgatifs, comme il vient d'être dit plus haut; et un excellent moyen de provoquer à la fois le rétablissement de la sécrétion biliaire et d'assurer la diurèse est d'employer les *lavements froids*.

Ce mode de traitement a été préconisé par Krull, en 1877, et consiste à faire prendre au malade un lavement de un litre d'eau froide à 15° qui *doit* être conservé de cinq à dix minutes.

Ce lavement sera répété jusqu'au huitième ou au dixième jour, date habituelle à laquelle la teinte ictérique commence à disparaître.

Sous l'influence de ces lavements, on voit les matières fécales reprendre bientôt leur coloration habituelle, preuve que la bile recommence à s'écouler librement dans l'intestin. — Ils déterminent aussi une crise polyurique.

D'après Krull, l'action immédiate du lavement froid consisterait en ce qu'elle réveille les mouvements péristaltiques de l'intestin et des voies biliaires, qu'elle excite la sécrétion de la bile qui, par son flux abondant, force l'obstacle qui s'opposait à son écoulement.

Vulpian avait déjà démontré que les injections anales d'eau froide étaient un puissant cholagogue.

2° L'emploi du cholagogue par excellence, le *calomel* sera aussi utile à administrer :

Poudre de calomel............ 1 gramme.

par jour, à prendre en une dose le matin, dans du pain azyme, ou

Poudre de rhubarbe... ...... 2 grammes.
de la même façon.

3° Nothnagel prescrivait la potion suivante :

Poudre de rhubarbe.......... 0 gr. 50
Eau bouillante............. 150 grammes.

Ajoutez après refroidissement :

Bicarbonate de soude......... 5 grammes.

une cuillerée à bouche toutes les deux heures.

4° On a conseillé aussi le salicylate de soude à la dose de 2 grammes par jour, associé aux alcalins.

5° Frerichs recommande particulièrement le jus de citron : 40 grammes par jour, dans un litre d'eau.

6° Enfin, Netzetzki (de Saint-Pétersbourg) préconise la solution suivante :

Azotate d'argent cristallisé..   0 gr. 06
Eau distillée...............   180 grammes.

à prendre 3 cuillerées à bouche par jour, le matin, à midi et le soir ; peu recommandé.

SIXIÈME SECTION

MALADIES NON VÉNÉRIENNES
DE L'APPAREIL GÉNITO-URINAIRE

149. Balanite, herpès, végétations sur le gland et le prépuce.
150. Phimosis et paraphimosis.

149. — BALANITE, HERPÈS, VÉGÉTATIONS SUR LE GLAND ET LE PRÉPUCE

La *balanite* est une affection fréquente chez nos soldats et qui se confond souvent avec la balano-posthite.

Le traitement en est généralement simple, puisque la cause la plus fréquente est la malpropreté du gland, qui macère dans un magma semi-liquide, d'odeur nauséabonde, sous un prépuce jamais décalotté, le plus souvent causée par l'ignorance, ou pis, l'insouciance du sujet.

1° Le premier soin à prendre est donc la *propreté* parfaite des parties génitales: faire décalotter et lotionner grandement le gland et le prépuce, avec de l'eau fraîche boriquée à 4 p. 100, trois ou quatre fois par jour.

Il est *essentiel* de *toujours* recommander au malade de recalotter après le bain local, pour éviter le paraphimosis.

Le bain sera d'une durée de vingt minutes, matin et soir.

2° On recommande aussi des lotions émollientes très chaudes, après lesquelles on place entre le gland et le prépuce un petit voile de gaze, ou une lame très mince de coton hydrophile, trempés dans la solution :

Nitrate d'argent.................   1 gramme.
Eau distillée..................   30   —

On peut aussi saupoudrer un petit morceau de gaze humide de sous-nitrate de bismuth qui agit comme poudre absorbante, et qu'on applique sur le gland découvert : on ramène ensuite le prépuce.

Les solutions de sublimé et de sulfate de cuivre sont moins recommandées pour ces lotions.

3° S'il y a un peu d'œdème du prépuce et du gland, appliquez en permanence des compresses boriquées chaudes, entourées de tissu imperméable et maintenant la verge relevée pour faciliter la circulation.

On pourrait essayer aussi un très léger massage de la verge avec la pulpe des doigts, de son extrémité vers sa racine.

4° Dans la balano-posthite produite par l'accumulation du smegma entre le gland et le prépuce, W. Faust indique l'emploi de l'acide borique en poudre qui agit dans ce cas comme antiphlogistique et désinfectant.

5° S'il y a phimosis congénital, avec un petit orifice préputial, on conseille de longues irrigations — 4 et 5 fois par jour — avec une seringue dont on a soin de faire pénétrer le bec entre le gland et le prépuce ; grâce à l'élasticité de la peau de ce prépuce, le bec peut pénétrer assez loin et irriguer soigneusement l'intervalle glando-préputial.

On pourra se servir aussi d'une petite sonde de gomme, introduite par l'orifice du prépuce, jusqu'au fond du sillon balano-préputial pour faire de fréquentes irrigations à l'eau chaude, et s'il y a lieu pour détruire petit à petit les adhérences souvent étendues qui réunissent les deux muqueuses.

Si l'inflammation est très vive avec menace de gangrène, il faut débrider le prépuce — voir le numéro suivant, n° 150 — et envoyer le malade à l'hôpital.

Il faut penser toujours, en présence d'un prépuce rétréci, à la possibilité d'un chancre sous-préputial, mais alors il ne faut jamais faire d'incision, à moins d'absolue nécessité, ce qui est très rare, surtout si on a affaire à un chancre mou *inoculable*, sinon on créerait une vaste ulcération chancreuse qu'il serait très difficile de traiter.

L'*herpès génital* se traite :

1° D'abord par des bains locaux d'amidon, préparés avec de l'eau très chaude, aussi chaude que peut la supporter le malade.

2° Puis on fera de légères onctions avec de la vaseline et on saupoudrera avec la poudre suivante :

Calomel........................	1 gramme.
Sous-nitrate de bismuth en poudre.......................	3 —

On a conseillé aussi les lotions avec de l'eau blanche, coupée de moitié d'eau ; — avec de l'alcool camphré ; — avec du sulfate de zinc à 1 p. 50.

On obtient aussi de très bons résultats avec le mélange :

Talc........................	5 grammes.
Tannin........................	5 —
Sous-nitrate de bismuth....	5 —
Amidon en poudre...........	100 —

C'est une poudre absorbante et astringente qui est excellente, recommandée par Besnier pour l'herpès génital humide.

On interpose entre les plis cutanés un linge fin et usé.

3° Si l'herpès ne guérit pas, essayez de la cautérisation par une solution au nitrate d'argent au 1/10ᵉ.

Gaucher recommande la poudre suivante :

Alun pulvérisé.............. 10 grammes
Amidon.................... 10 —

Mêlez ; saupoudrez-en toute la région balano-préputiale.

Si l'herpès génital est confluent avec symptômes inflammatoires, employez les cataplasmes d'amidon et les bains locaux frais, puis onctions à la vaseline blonde simple jusqu'à disparition de ces symptômes.

4° Contre l'herpès *récidivant*, les *eaux minérales* recommandées sont : *Barèges* (Hautes-Pyrénées), première, deuxième, troisième saisons, juin, juillet et août, — ou *Amélie-les-Bains* (Pyrénées-Orientales), saisons d'été. Première, deuxième, troisième, quatrième saisons, du 15 avril au 15 octobre.

Pour *les officiers : Uriage* (Isère), eaux chlorurées sulfurées ; — *La Bourboule* (Puy-de-Dôme) eaux bicarbonatées (arsenicales) ; — *Saint-Gervais* (Haute-Savoie) eaux sulfurées chlorurées sulfatées.

Les *végétations* du gland et du prépuce se traitent : 1° avec des lotions astringentes, selon les solutions :

Tannin .... 0 gr. 50
Glycérine .... 10 —

ou

    Alun........................... 1 gramme.
    Eau........................... 10 —

ou

    Nitrate d'argent...... 1 gramme.
    Eau.............. 100 ou 50 —

S'il y a du suintement, faites le pansement sec avec la poudre suivante :

    Poudre de talc.............. 20 grammes.
    Sous-nitrate de bismuth..... 20 —

Si elles résistent, vous essayerez les cautérisations au crayon de nitrate d'argent ; — à l'acide chromique, en solution aqueuse, parties égales ; — à l'acide chlorhydrique ; — à l'acide azotique, porté directement sur la végétation à l'aide d'une petite branche de bois taillée en spatule.

2° Ces moyens sont souvent infidèles, et il y a lieu dès lors d'appliquer le traitement chirurgical : on excise avec des ciseaux les végétations qui sont bien pédiculées, et on exerce ensuite une légère compression, pour arrêter la petite hémorragie consécutive. On enlève ainsi quelques végétations tous les trois ou quatre jours, si elles sont assez nombreuses.

Un moyen qui m'a très bien réussi il y a quelque temps, est la ligature. Il était venu à la visite un homme présentant une telle couronne de végétations qu'elle entourait et recouvrait complètement le gland, dont elle triplait le volume. — C'est à peine si le méat était visible, comme perdu dans le fond de ce cratère de végétations.

Je fis entrer l'homme à l'infirmerie, lui ordonnai pendant quelques jours des bains locaux et des lotions antiseptiques à l'eau boriquée chaude — 4 p. 100 — qui fit aussitôt disparaître l'écoulement sanieux qui répandait une odeur infecte, puis, comme il était impossible de pratiquer l'excision aux ciseaux dans une telle masse, je pratiquai quelques ligatures. Saisissant le champignon d'une grosse végétation à l'aide d'une pince, je passai le nœud préparé d'un fil de soie aseptique, et le serrai aussi bas que possible à la partie pédiculée de la végétation. La ligature doit être modérée, sinon on couperait la végétation, ce qui n'est pas le but à obtenir. Le malade du reste a la sensation d'être pincé : il faut s'arrêter de serrer à ce moment-là.

La ligature détermine un petit écoulement de sang de peu d'importance, et, au bout de quelques jours, la végétation ligaturée se dessèche, se flétrit et tombe.

Je faisais ainsi deux, trois ligatures sur différents points du gland, tous les quatre ou cinq jours.

Le terrain petit à petit s'est déblayé et les végétations ont disparu peu à peu.

Pendant la seconde moitié du traitement, j'avais essayé la ligature sur les végétations d'un côté de la verge, et la cautérisation à l'acide chromique et à l'acide chlorhydrique sur les végétations de l'autre côté.

Je dois dire que la ligature m'a donné des résultats bien plus satisfaisants. C'est donc le procédé que je recommanderai de préférence, l'excision n'étant possible que pour les végétations rares et peu volumineuses.

Le malade est sorti complètement guéri après un séjour de deux mois à l'infirmerie.

150. — PHIMOSIS ET PARAPHIMOSIS

Le *phimosis* n'est pas à proprement parler une affection. C'est plutôt un vice de conformation congénital qui ne réclame généralement aucun traitement.

Il ne faudra pas confondre cependant le phimosis congénital avec le phimosis consécutif à une balanite.

Quand il y a balanite, il y a lieu de traiter cette affection comme il est dit au chapitre ci-dessus n° 149.

Le phimosis peut avoir de nombreux inconvénients, tels : l'étroitesse du prépuce, — l'entretien d'une balano-posthite chronique, — des adhérences sur le gland, — de l'incontinence d'urine, — la gêne dans l'accomplissement du coït et la fécondation.

Les hommes qui en sont atteints demandent souvent l'opération.

Cette opération doit pouvoir se faire dans nos infirmeries, puisque le phimosis est classé dans la nomenclature n° 4. C'est la circoncision.

1° Un premier procédé consiste à attirer le prépuce en avant à l'aide de pinces, à l'étreindre avec une autre pince immédiatement en avant du méat urinaire, et cette pince étant placée transversalement, on enlève d'un coup de ciseau ou au bistouri tout ce qui dépasse la pince, — on fend ensuite longitudinalement, sur le dos du gland, la muqueuse qui dépasse de beaucoup, et on la renverse de chaque côté.

Le pansement consiste à affronter la peau et la muqueuse, sans intermédiaire de tissu cellulaire, et lorsque les deux feuillets, peau et muqueuse se touchent, appliquer quatre points de suture de chaque côté au fil de soie fin.

Sur la surface cruente, un petit nuage d'iodoforme et

compresses boriquées fraîches renouvelées toutes les deux heures.

On protège les parties voisines par un bon carré de tissu imperméable, percé à son centre d'un trou par lequel passe la verge.

Ce procédé ne donne pas toujours des résultats bien satisfaisants, en raison du bourrelet disgracieux, en forme de jabot, causé souvent par la peau en excès qui reste après l'opération.

2° Un autre procédé, qui donne de meilleurs résultats, est le suivant:

Un aide saisit la racine de la verge entre l'index et le médius de la main droite et tire la peau du côté du pubis. Le chirurgien exerce à son tour, à l'aide d'une pince passée par l'ouverture du prépuce, une traction en avant pour bien mettre la peau du prépuce en place.

Ceci fait, on trace sur la peau une ligne circulaire au niveau de la couronne du gland, puis on fait pénétrer une sonde cannelée par l'orifice du prépuce jusqu'au sillon balano-préputial.

On prend alors le bistouri, et le tranchant dirigé en haut, la pointe dans la rainure de la sonde cannelée, on fait une incision médiane supérieure. Après avoir épongé le sang, on opère de la même façon pour faire une incision médiane inférieure, en ayant soin que la sonde cannelée, comme le bistouri, n'atteignent que l'extrémité même du frein.

On obtient, grâce à ces deux incisions, deux volets latéraux qu'on étale, et qu'on excise au niveau du gland en suivant la ligne préalablement tracée, et on ne conserve de la muqueuse que la quantité suffisante pour bien affronter la peau.

Dans la circonstance, il ne faut faire ni trop court, ni trop long.

On lave bien la plaie jusqu'à ce que le sang ne coule plus, on applique de chaque côté avec une aiguille courbe quatre points de suture au fil de soie fin, et on fait le pansement avec un très faible nuage d'iodoforme et une couronne ouatée : un carré de coton hydrophile percé d'un trou pour y passer l'extrémité de la verge.

On recouvre le tout d'une compresse aseptique, elle-même percée d'un trou médian et dont on rabat les bords en arrière pour les fixer à la racine de la verge.

Au fur et à mesure de la cicatrisation, on enlève les points de suture, un au bout de trois jours, — un ou deux autres, le quatrième jour, — les derniers le sixième jour. Compresses d'eau froide sur la verge, et administrer 4 à 6 grammes de bromure de potassium pour éviter les érections.

Il est bien entendu qu'on insensibilisera la région à opérer par des injections de chlorhydrate de cocaïne, 1 gramme pour 50 grammes d'eau distillée, trois injections en couronne (deux latérales, une médiane supérieure) sur la ligne d'incision. On attendra cinq minutes l'anesthésie de la cocaïne.

Le *paraphimosis* n'est pas rare à rencontrer chez nos soldats : il *doit* être réduit autant que possible par un taxis méthodique, — et on peut donner comme axiome, que tout chirurgien qui se trouve en présence d'un paraphimosis ne doit quitter son malade qu'après la réduction de ce paraphimosis.

On cite quelques cas de réduction spontanée de paraphimosis, mais il ne faut pas trop y compter et le mieux est de tenter la réduction immédiate par le taxis.

1° Réduire, c'est affaisser et rapetisser l'organe. En dehors de tout procédé brutal, faites-le rentrer méthodiquement sous la calotte préputiale.

On entoure complètement le gland et la verge d'un linge sec et on exerce sur eux une compression soutenue avec la main tout entière, compression énergique à l'extrémité de la verge qui, peu à peu, s'exercera sur tout le membre, d'une façon à peu près égale. On malaxera en même temps le gland pour en chasser le sang et le réduire à sa plus simple expression.

On obtient aussi d'excellents résultats par une compression uniforme exercée au moyen d'une bande de caoutchouc étroite.

Après cinq minutes, — dix minutes, — un quart d'heure peut-être, — il faut être patient, — les parties œdématiées deviennent flasques, le bourrelet diminue, on presse sur le gland avec les deux pouces, pendant qu'un aide essaye de le recoiffer de son prépuce doucement ramené en avant.

On recommande de porter particulièrement son effort sur un seul point du gland et du prépuce, près du frein, par exemple, pour *amorcer* le recoiffement, et, si l'on y réussit, le reste de la réduction se fait tout seul.

M. Lejars recommande d'entourer le gland d'une compresse mouillée d'eau froide, trempée dans une solution de cocaïne au centième, et, à travers cette compresse, de le presser doucement d'avant en arrière sur tout son pourtour. Ce pétrissage préliminaire durera cinq, dix minutes.

Alors *seulement*, dit-il, les doigts de la main droite disposés en couronne, refoulez d'arrière en avant, en les déplissant, les bourrelets préputiaux, cherchez à les faire glisser par-dessus la base du gland que vos doigts gauches compriment et refoulent, ou mieux faites porter tout votre effort sur un point de la couronne que votre pouce comprime et nivelle : dès que le réengaînement est amorcé en un point, le reste suit...

On a conseillé de malaxer le gland avec de l'eau blanche assez forte : 1 gramme de sous-acétate de plomb pour 30 grammes d'eau, qui a la propriété de le flétrir beaucoup et de le ratatiner : on obtiendrait ainsi une réduction plus facile.

2° Si la tentative du taxis ne réussit pas, il faut alors débrider au bistouri ou aux ciseaux, longitudinalement, sur la face médiane dorsale, comprenant tout le bourrelet muqueux et cutané, ce qui permettra de réduire, ou faire la circoncision d'urgence.

Mais, pour cette petite opération, nous estimons qu'il faudra mieux envoyer le malade à l'hôpital où elles seront assurées dans de meilleures conditions.

Dernier conseil, en terminant : il faut être très réservé sur l'emploi de mouchetures sur le bourrelet œdématié.

SEPTIÈME SECTION

MALADIES DU SYSTÈME LOCOMOTEUR

157. Synovite tendineuse, hygroma, kystes synoviaux. — 168. Entorse (indiquer le siège). — 169. Arthrite légère.

157. — SYNOVITE TENDINEUSE, HYGROMA, KYSTES SYNOVIAUX

La *synovite tendineuse* se rencontre encore assez fréquemment chez le soldat ; c'est la ténosite crépitante, ou le aï douloureux.

Le traitement recommandé pour cette affection bénigne est le repos, le repos au lit de préférence si l'affection siège aux membres inférieurs. On y joint deux massages légèrement faits, matin et soir, avec de l'huile camphrée, et entre temps une application humide permanente : compresses d'eau blanche sur le trajet douloureux.

S'il persiste quelque raideur, quelque gêne des mouvements, on prescrit une immersion du membre dans un bain très chaud, de 45° à 50°, puis mêmes applications chaudes.

Au bout de dix à douze jours, la guérison est obtenue.

L'*hygroma* ou l'inflammation des bourses séreuses peut être *aigu* ou *chronique*.

L'*hygroma aigu* est justiciable du traitement général des phlegmons circonscrits, et nécessite le repos au lit, et l'immobilité du membre où se développe l'hygroma.

1° Les moyens à employer sont : les bains prolongés au sublimé à 1 gramme pour 2 litres d'eau chaude, — l'enveloppement humide permanent à l'aide de compresses de gaze imbibées de liqueur de Van Swieten chaude. Puis, tissu imperméable, couche de ouate, et pansement compressif — cette compression ne doit pas être exagérée, mais elle doit être suffisante pour exercer une pression réelle sur les tissus sous-jacents. Aussi le pansement compressif sera-t-il toujours appliqué par le médecin.

2° Lorsque les symptômes aigus se sont amendés, on continuera le traitement par des révulsifs, tels que les pointes de feu, un vésicatoire, appliqué sur la bourse séreuse.

Il ne faudra pas perdre de vue que certains hygromas peuvent avoir une origine syphilitique, et que, dès lors, le traitement par l'iodure de potassium est tout indiqué.

3° Si, malgré le traitement, l'hygroma vient à suppurer, il faut inciser sans tarder pour éviter la diffusion du pus qui aurait des conséquences très graves.

L'incision doit être suffisante pour permettre un bon écoulement du pus, on fait des lavages pendant les premiers jours, puis on applique le pansement ordinaire des plaies avec la gaze au sublimé, et une compression légère de la région.

L'*hygroma chronique*, de récente origine, à parois

minces, peut être ponctionné avec la seringue de Pravaz. En laissant l'aiguille en place, on enlève la seringue, et on tâche d'obtenir un écoulement du liquide de la poche en malaxant l'hygroma.

Si l'on n'obtient par ce moyen aucun résultat, on réadapte la seringue, et, en tirant le piston, on fait le vide qui permettra au liquide de sourdre plus facilement.

Le but que l'on se propose d'atteindre est de faire évacuer quelque peu de liquide de la bourse séreuse, pour diminuer la pression intérieure, et le remplacer par quelques gouttes de teinture d'iode.

L'injection iodée est, en effet, le meilleur traitement de ces formes d'hygroma, mais si la pression était forte dans la bourse séreuse et qu'aucune goutte de liquide n'en soit au préalable expulsée, il serait très difficile d'y faire pénétrer de la teinture d'iode, les liquides étant incompressibles.

D'après Duplay, il est toujours nécessaire d'exercer une pression assez forte sur la tige du piston pour faire pénétrer le liquide.

L'injection iodée détermine une certaine irritation des parois et amène la guérison après un pansement compressif ouaté en deux ou trois semaines.

On recommande expressément, après avoir enfoncé l'aiguille de Pravaz dans l'hygroma et évacué le liquide, de faire avec la seringue plusieurs injections d'eau chaude et bouillie, l'aiguille restant en place, pour laver l'intérieur de la poche, et ce, jusqu'à ce que l'eau ressorte claire et limpide. L'injection iodée consécutive donne alors de bien meilleurs résultats.

Les *kystes synoviaux* peu volumineux, à parois simples peuvent se traiter : 1° par l'écrasement; on exerce une pression énergique sur la tumeur, à l'aide des deux pouces ; la pression doit être brusque pour déterminer la rupture de la poche. Pour exercer une pression plus forte, on peut employer une planchette de bois, garnie d'un peu de ouate, et qui égalise mieux la pression sur la poche. Lorsque l'écrasement est obtenu, pansement compressif ouaté, continué pendant quelques jours.

2° Si l'écrasement échoue, on essayera le traitement par l'injection iodée, comme il vient d'être dit pour l'hygroma chronique.

3° Ou encore on tentera l'extirpation totale de la poche, si le kyste est peu développé, à fleur de peau, et cette petite opération peut se faire dans nos infirmeries.

Bien nettoyer la peau au savon, au sublimé, à l'éther. Incision de la peau au bistouri, sans toucher à la paroi de la poche. Saisir cette poche entre le mors d'une pince à griffes, et l'énucléer soit au bistouri, soit mieux à la sonde cannelée, si cela est possible. Pansement iodoformé.

On pourra se contenter aussi de l'incision simple en s'entourant de toutes les précautions antiseptiques d'usage, et de la cautérisation de la poche à la solution de chlorure de zinc au 1/10°.

Terminons en disant que si l'on a quelque crainte pour faire ces opérations à l'infirmerie, en raison du voisinage de certains tissus, d'une communication possible avec une articulation proche, il ne faut pas hésiter à envoyer le malade à l'hôpital où le traitement sera assuré dans les plus satisfaisantes conditions.

168. — ENTORSE LÉGÈRE

Les *entorses* les plus fréquentes que nous sommes appelés à soigner, à traiter dans nos infirmeries sont : l'entorse tibio-tarsienne, — l'entorse du poignet, — l'entorse du pouce à la suite d'accidents des marches ou de gymnase.

Autrefois, le traitement dès entorses était bien anodin : le membre entorsé était mis au repos, plus ou moins longtemps, parfois trop longtemps, et on le recouvrait, sur le point douloureux, de compresses imbibées de solutions résolutives : l'eau blanche, l'alcool camphré.

C'est en 1850 que Baudens eut recours à l'immersion dans l'eau froide de la jointure malade, tant que le malade s'y trouvait bien, de deux à dix jours. — Mais ce procédé, qui était déjà un progrès, réussissait très bien chez les uns, et produisait un médiocre effet chez les autres.

Aujourd'hui, on a remplacé l'eau froide par l'eau chaude, et les résultats obtenus ont été des plus satisfaisants. C'est Reclus qui a conseillé ce moyen universellement adopté, et qui est complété par la compression et le massage.

1° Aussitôt après l'accident, si possible, on prend un *bain local* de dix minutes, voire même un quart d'heure, dans de l'eau à 40° que l'on porte progressivement à 50°. Plus l'eau est chaude, mieux elle agit...

2° On pratique immédiatement après, le *massage*, de bas en haut, en appuyant avec la face palmaire des pouces sur la région douloureuse, la partie étant préalablement enduite d'huile ou de vaseline, massage de vingt-cinq minutes à une demi-heure, et on termine par une compression ouatée méthodique obtenue par une bande élastique ou la bande de flanelle.

La compression et le bain chaud contribuent beaucoup à enlever la douleur.

Je n'entrerai pas ici dans les détails techniques du massage, pour lesquels on se reportera à la notice spéciale : *Massage*, notice n° I.

Le massage est répété tous les jours jusqu'à ce que la douleur ait disparu complètement, ainsi que l'ecchymose qui accompagne l'entorse, et jusqu'à ce que le gonflement des parties soit presque totalement effacé.

Je dis : presque totalement, parce qu'il est très rare d'obtenir, au début particulièrement, la restitution *ad integrum* des points lésés, surtout chez les arthritiques.

3° Malgré le discrédit dans lequel semblent tombées les compresses résolutives, je recommanderai cependant d'étaler sur l'articulation entorsée une compresse bien trempée dans l'eau blanche ou l'alcool camphré avant d'établir la compression ouatée.

On a conseillé aussi l'immobilité de l'articulation à l'aide d'une gouttière métallique, surtout s'il y a soupçon d'une fracture d'une extrémité osseuse... Il serait alors préférable, si le gonflement est très accusé, l'ecchymose considérable, la douleur très vive, de diriger le malade sur l'hôpital.

4° Après les premiers jours de traitement, on obtient un résultat satisfaisant, on est content, mais bientôt le gain thérapeutique n'augmente pas, les parties restent gonflées, quelque peu sensibles à la pression, la jointure est endolorie, gênée : c'est alors qu'on peut essayer les pointes de feu, les badigeonnages répétés à la teinture d'iode, et les mouvements prolongés de l'articulation, en plusieurs séances, mouvements normaux qui facilitent très bien la résorption des liquides qui restaient épanchés et infiltrés dans les tissus voisins.

Je ne puis mieux faire que de transcrire ce paragraphe, du *Traité de thérapeutique chirurgicale*, de Forgue et Reclus:

« Que de fois nous observons chez nos soldats le tableau suivant: Un homme s'est entorsé l'article tibio ou médio-tarsien : c'est un ancien scrofuleux; plus rarement comme nous en avons vu quelques-uns, il est d'apparence vigoureuse. De l'entorse massée et traitée à point, le malade a gardé une douleur sourde, intermittente, survenant à la suite de mouvements exagérés, et un peu de gonflement périarticulaire. Si l'on n'intervient pas par des pointes de feu, par l'immobilisation rigoureuse, par la médication générale, le malheureux est condamné à la tumeur blanche. Ainsi que l'a écrit M. Robert, au commencement de son remarquable mémoire: *Considérations sur l'ablation de l'astragale dans le traitement des ostéo-arthrites fongueuses du cou-de-pied* (*Arch. génér. de médecine*, 1884, t. XIII, p. 385), l'entorse, si commune dans l'armée, est une des causes prédominantes des arthrites qui motivent le plus grand nombre des amputations pratiquées en temps de paix dans les hôpitaux militaires. Cette remarque portait même Sédillot à dire que la moitié des amputations de la jambe étaient la conséquence d'entorses négligées. »

Nous savons tous combien vrai est ce tableau. Notre devoir est donc de continuer à surveiller très sérieusement nos soldats atteints d'entorse ayant une tendance à passer à l'état chronique, avec gonflement et douleurs persistantes, et nous n'hésiterons pas à les proposer pour les *cures hydrothermales*: *Bourbonne-les-Bains* (Haute-Marne), eaux chlorurées sodiques fortes, — *Bourbon-l'Archambault* (Allier), eaux chlorurées sodiques, — *Barèges* (Hautes-Pyrénées), eaux sulfurées sodiques fortes ; — ou les *bains de mer* : région de la Méditerranée, deux saisons, du 1er juillet au 30 septembre — région de l'Océan et de la Manche, une saison, du 1er juillet au 31 août.

169. — ARTHRITE LÉGÈRE

L'*arthrite légère* peut être la conséquence d'une entorse, d'une foulure, — ou d'une légère poussée de rhumatisme s'accompagnant de gonflement léger d'une articulation, et des tissus périarticulaires.

1° Si l'arthrite est consécutive à une *foulure*, le premier traitement à appliquer est l'*immobilisation*, qui doit toujours être faite en bonne position, mais qui ne doit pas être continuée longtemps, quelques jours à peine, pour les arthrites que nous sommes appelés à soigner à l'infirmerie, pour éviter l'ankylose, et qui sera continuée par le massage, puis un peu plus tard par les révulsifs, tels que les badigeonnages iodés, les pointes de feu.

Du reste, le traitement que nous avons donné au chapitre précédent au sujet des entorses n° 168 s'applique à l'arthrite légère ;

2° Si cette arthrite est déterminée par une poussée *rhumatismale*, ce que l'on constate souvent dans les garnisons humides de l'est et du nord-est, ou dans les garnisons des Alpes, le traitement par excellence est toujours l'*immobilisation* de la jointure atteinte, jusqu'à ce que soient éteints les symptômes antiphlogistiques ; on placera le membre dans une bonne gouttière ouatée, et sur l'articulation malade, on fera deux fois

par jour des onctions avec de l'huile camphrée *tiède*.
Puis, bon pansement ouaté enveloppant largement
l'article.

On administrera ensuite à l'intérieur le salicylate de
soude.

> Salicylate de soude......   4 à 6 grammes.
> Eau.....................   60   —

à prendre par jour, une cuillerée à bouche toutes les
trois heures.

Comme régime, le régime lacté, 2 et 3 litres de lait
par jour.

On a recommandé aussi, si l'articulation reste em-
pâtée, et le gonflement des tissus périarticulaires assez
accusé, les badigeonnages fréquents à la teinture
d'iode, et à l'intérieur la médication iodée.

> Teinture d'iode....... de VI à XV gouttes

dans un demi-verre de lait.

Lorsque les douleurs sont assez vives, on s'est bien
trouvé, souvent, d'entourer l'articulation malade de
sachets de *sable chaud* : ces sachets peuvent être
confectionnnés sur place, à l'infirmerie, avec de la
toile, du vieux linge ou de grandes compresses.

Enfin, l'iodure de potassium, à la dose de 1 gramme
par jour, a produit de bons résultats, surtout si
l'arthrite a des tendances à la chronicité.

Les *eaux thermales* à conseiller sont : les eaux de
Barèges (Hautes-Pyrénées), sulfurées sodiques fortes;
— les eaux de *Bourbonne-les-Bains* (Haute-Marne),
chlorurées sodiques fortes; — pour les sujets nerveux,

accusant des symptômes douloureux prononcés, les eaux de *Plombières* (Vosges), qui sont classées comme eaux sulfatées et silicatées sodiques (Dujardin-Beaumetz les classe : Indéterminées thermales simples).

Faut-il ajouter que, dans le cas d'arthrite rhumatismale, le cœur sera l'objet d'une surveillance particulière, et qu'à la moindre menace de manifestation cardiaque, le malade sera sans retard dirigé sur l'hôpital ?

Du reste, la température du malade sera prise tous les jours, et servira beaucoup à indiquer la conduite à suivre.

Dans les cas d'arthrite blennorragique, le malade sera *toujours* dirigé sur l'hôpital.

HUITIÈME SECTION

MALADIES DES YEUX

174. — Maladies des paupières, *a*, Blépharites. — 178. Conjonctivite légère. — 195. Héméralopie.

174. — BLÉPHARITES

La *blépharite* peut être *simple* ou *symptomatique*.

A. La blépharite *simple* nécessite, comme toutes les blépharites, du reste, l'extrême propreté du bord ciliaire. Cette prescription est de rigueur, aussi sont recommandées toutes les applications ou lotions antiseptiques dont le but est de débarrasser le bord des paupières des croûtes épidermiques ou des amas séborrhéiques.

1° On utilisera pour cela les lotions émollientes aux fleurs de camomille 5 grammes pour 100 grammes d'eau, — lotions boriquées chaudes aussi à 5 p. 100, — les frictions sur le bord des paupières avec un linge imbibé d'alcool pur.

Sichel recommande le collyre suivant :

Borate de soude............	1	gramme.
Eau de laurier-cerise........	5	—
Eau distillée................	100	—

en instillations ou en fomentations. — On commencera par l'étendre de cinq fois son volume d'eau, puis progressivement, on arrivera à l'employer pur.

La pommade suivante peut aussi être employée :

    Sous-acétate de plomb liquide.   5 grammes.
    Huile d'olives................   10   —
    Vaseline......................   30   —

en onctions légères sur le bord des paupières une fois par jour ;

2° S'il y a de légères ulcérations, on conseille les cautérisations au sulfate de cuivre, — ou au crayon de nitrate d'argent.

On peut cautériser aussi avec la solution·argentique :

    Nitrate d'argent................   0 gr. 50
    Eau distillée...................   10 —

une fois par jour. — On aura soin d'enlever l'excès de nitrate d'argent en passant, après la cautérisation, sur le bord libre des paupières, un petit pinceau de ouate hydrophile trempé dans l'eau salée.

3° Dans les variétés chroniques sèches, à marge indurée et couverte de croûtes, on aura recours à l'huile de cade mitigée d'huile d'amandes douces, appliquée sur le bord ciliaire à l'aide d'un pinceau :

    Huile de cade..................   10 grammes.
    Huile d'amandes douces.....   40   —

Quelques purgatifs doux répétés seront utiles.

B. La blépharite *symptomatique* (scrofule, arthritisme) nécessite la surveillance particulière de l'état général qu'il faudra remonter par : l'huile de foie de morue, à la dose de 4 à 6 cuillerées à bouche par jour, administrées immédiatement avant le repas : 2 et 3 cuillerées matin et soir ; — par la teinture d'iode, à la dose de X à XV gouttes par jour, dans un demi-verre de lait, — par l'iodure de potassium à petite dose :

Iodure de potassium........	0 gr. 50
Teinture d'iode............	VIII gouttes.
Eau (ou mieux lait)........	125 grammes.

par jour.

On examinera soigneusement s'il n'existe pas un vice de réfraction, — ou une obstruction des voies lacrymales.

On recommandera au malade de se laver très souvent les yeux à l'eau fraîche, et d'éviter les poussières et la fumée de tabac.

1° Dans la blépharite *érythémateuse*, on applique sur les yeux, pendant vingt minutes, des compresses chaudes bien mouillées, trempées dans la solution :

Sulfate de zinc...............	1 gr. 50
Eau.........................	300 —

2° Dans la blépharite *eczémateuse*, on appliquera sur les paupières des cataplasmes de riz, et des compresses très chaudes trempées dans :

Acide borique.............	10 grammes.
Eau.......................	300 —

Si la réaction est modérée, on tentera le traitement de Trousseau : compresses tièdes, trempées dans la solution :

> Sublimé (sans alcool)..... ..... 0 gr. 05
> Eau........................... 500 —

de vingt à trente minutes.

Si la blépharite eczémateuse est de forme torpide, trois fois par jour, pendant vingt minutes, compresses tièdes sur les paupières, et trempées dans de l'eau alcoolisée :

> Alcool à 90°............... XX gouttes.
> Eau .... 300 grammes.

3° On traitera les *formes chroniques*, en touchant, le soir, le bord ciliaire des paupières avec un peu de la pommade suivante :

> Huile de cade.................... 0 gr. 25
> Vaseline........................ 5 —

S'il est nécessaire, pour bien assurer la désinfection des paupières, on épilera les cils malades.

178. — CONJONCTIVITE LÉGÈRE

La *conjonctivite* peut n'occasionner qu'une simple hyper-hémie de la conjonctivite, sans sécrétion, c'est le *catarrhe sec;* — ou une sécrétion muco-purulente assez abondante, c'est la *conjonctivite catarrhale;* — si la conjonctivite est causée par une phlyctène, elle prend le nom de *conjonctivite phlycténulaire;* — quand il y a une simple hypertrophie papillaire ou des élevures folliculaires, la conjonctivite est *folliculaire*; — enfin, à un degré plus prononcé, des granulations se forment, on a affaire à la *conjonctivite granuleuse.*

Dans le cas d'une sécrétion abondante et nettement purulente, on se trouve en présence d'une *conjonctivite purulente*, d'une *conjonctivite blennorragique,* qui nécessite l'envoi d'urgence du malade à l'hôpital.

Il en sera de même pour la *conjonctivite diphtérique.*

A. La conjonctivite hyperhémique ou *catarrhe sec* est souvent causée par un corps étranger introduit sous la paupière : le premier traitement consiste donc à supprimer la cause qui provoque et qui entretient l'irritation : les poussières, les corps étrangers, les poussières de charbon ou de fins débris calcaires. Souvent, c'est l'exposition prolongée à un grand vent.

On aura soin d'examiner aussi la perméabilité des voies lacrymales, et de rechercher s'il existe un trouble de la réfraction.

Donc, supprimez la cause, pour supprimer l'effet.

1° L'irritation conjonctivale déterminée par la présence de corps étrangers cède toujours après l'enlèvement de ces corps qui, incrustés sous la paupière, éraillent la conjonctive à chaque mouvement d'abaissement et de relèvement de la paupière.

Pour ce faire, on fait regarder le malade en bas, à ses pieds, on retourne la paupière en luxant les corps ciliaires, et on aperçoit le corps étranger qu'on enlève délicatement, avec le coin roulé d'une compresse très propre; on rabat la paupière et on la lave fréquemment avec de l'eau boriquée à 4 p. 100, ou mieux, on laissera à demeure, sur la paupière irritée, pendant une heure ou deux, des compresses boriquées tièdes;

2° S'il y a souffrance assez vive, vous emploierez le collyre suivant :

Alcoolé d'extrait d'opium......	0 gr. 10
Eau boriquée................	100 —

On évitera toute autre espèce de collyre dans le traitement de cette conjonctivite.

B. La *conjonctivite catarrhale simple* peut être *aiguë* ou *chronique.*

a. 1° La forme *aiguë* se traite par des applications chaudes, des lavages de l'œil avec des solutions antiseptiques chaudes : eau boriquée à 4 p. 100 toutes les deux heures, pendant un quart d'heure.

Il y a lieu de signaler que, chez certains sujets, les applications locales *fraîches* réussissent mieux que les chaudes ;

2° Puis les paupières bien lavées, on instillera quelques gouttes, matin et soir, du collyre suivant :

Sulfate de cuivre............	0 gr. 05
Teinture d'extrait d'opium...	VIII gouttes.
Eau distillée................	10 grammes.

ou encore :

Sulfate de zinc..............	0 gr. 10
Teinture d'extrait d'opium....	X gouttes.
Eau bouillie.................	25 grammes.

Si la sécrétion est abondante, on la tarira plus facilement avec le collyre argentique :

Nitrate d'argent................	0 gr. 10
Eau distillée...................	30 —

en instillations deux fois par jour ;

3° Lorsque la conjonctivite est sur son déclin, on utilisera alors un collyre au tannin, d'après la formule de Desmarres :

Tannin pur..................   1 gramme.
Eau de laurier-cerise.........   20   —
Eau distillée.................   100   —

F. S. A.

b. La forme *chronique* se traite par des instillations aux mêmes collyres, mais à dose plus faible.

1° Sichel recommande celle au nitrate d'argent :

Nitrate d'argent................   0 gr. 05
Eau distillée...................   30   —

et conseille un isolement relatif, en raison de la contagiosité de cette affection;

2° Si l'écoulement est peu abondant, lavez trois et quatre fois par jour *l'intérieur* des paupières avec la solution de sublimé suivante :

Sublimé, sans alcool...........   0 gr. 10
Eau............................   500   —

à employer *froide.*

Si l'écoulement est plus abondant, vous vous trouverez mieux d'employer la cautérisation à la solution de nitrate d'argent à 2 p. 100. Vous éversez la face conjonctivale des paupières, vous la lavez soigneusement avec un tampon d'ouate imbibé d'eau boriquée chaude à 4 p. 100, et après anesthésie avec quelques gouttes de solution cocaïnée à 3 p. 100, vous passez légèrement un pinceau trempé dans le collyre argentique, sur la muqueuse des deux paupières, et vous enlevez de suite l'excès avec un second pinceau tout préparé et trempé dans l'eau salée.

Après cette cautérisation, appliquez sur l'œil des compresses boriquées froides.

Essayez aussi, dans cette forme chronique, des compresses permanentes trempées dans :

Sulfate de zinc...............: 0 gr. 50.
Eau distillée.................. 100 —

3° Enfin, quand les symptômes inflammatoires sont atténués, instillez deux fois par jour, et baignez l'œil avec le collyre au tannin, formule de Desmarres.

C. La conjonctivite *phlycténulaire* s'associe souvent à une kératite pour déterminer une kérato-conjonctivite ; elle se soigne par des soins de propreté de l'œil tout particuliers : lotions et compresses boriquées, quatre et cinq fois par jour.

Puis, à défaut d'oxyde jaune que nous ne possédons pas, nous ferons dans l'œil malade un saupoudrage à la poudre de calomel. Avec un petit pinceau de coton hydrophile, trempé doucement dans le calomel, on projette, d'un coup sec de l'index, un petit nuage de la poudre dans l'œil. — Le calomel se transforme en bichlorure et agit comme irritant faible.

Si l'inflammation kérato-conjonctivale est vive, on prescrira la pommade iodoformée :

Iodoforme en poudre......... 1 gramme.
Vaseline...................... 50 —

et les antiseptiques faibles, pour n'agir avec la poudre de calomel qu'une fois apaisée cette inflammation.

D. La conjonctivite *folliculaire* se soigne surtout par le repos de l'œil et une bonne hygiène.

On modifiera la muqueuse par une pommade légère au sulfate de cuivre :

Sulfate de cuivre.................... 0 gr. 03
Vaseline......................... 5 —

et des lotions cautérisantes avec le sous-acétate de plomb étendu de moitié d'eau.

Et comme toujours, applications boriquées chaudes, en permanence.

E. Enfin, la conjonctivite *granuleuse* est une affection assez sérieuse, qui mérite d'être surveillée attentivement si nous la traitons dans nos infirmeries régimentaires.

Elle est contagieuse et nécessite un isolement vrai.

1° On fera des cautérisations fréquemment répétées avec le crayon de sulfate de cuivre, ou avec le crayon de nitrate d'argent, en lavant l'œil, après cautérisation, avec de l'eau salée.

Une fois par jour, on lavera l'œil avec la solution suivante :

Acide tannique.................... 0 gr. 25
Glycérine..................... 6 —
Borate de soude................ 2 —
Eau distillée.................... 35 —

Faites dissoudre.

Lotions fréquentes à l'eau boriquée à 4 p. 100.

2° MM. Forgue et Reclus se sont bien trouvés d'insuffler sur la muqueuse tarsale un fin nuage d'iodoforme.

3° Quand la conjonctivite granuleuse ne présente pas de complications, on retourne les paupières en développant bien les culs-de-sac pour que toutes les parties soient atteintes par le caustique, et on cautérise la muqueuse malade avec un pinceau trempé dans la solution :

> Sulfate de cuivre............... 1 gramme
> Glycérine neutre.............. 10   —

tous les jours, ou tous les deux jours, suivant la durée de l'inflammation consécutive.

Ces cautérisations sont douloureuses, on les fera donc précéder d'une instillation de quelques gouttes de solution de cocaïne à 0,50 centigrammes pour 10 grammes.

On peut aussi utiliser la formule suivante :

> Tannin...................... 1 gramme.
> Glycérine.................... 10   —

Il est recommandé de changer souvent de caustique.

Si la sécrétion est très abondante, cautérisations au nitrate d'argent à 0,50 centigrammes pour 100 jusqu'à assèchement de la muqueuse.

Ou aussi, cautérisations au sulfate de cuivre bien poli.

Il est *essentiel* de ne toucher que les points occupés par les granulations pour ne pas inoculer des points voisins sains ou guéris.

4° Trousseau recommande des frictions de la muqueuse avec un tampon de ouate hydrophile trempé dans une solution de sublimé à 1 p. 100. Cette pratique doit être appliquée avec prudence.

5° Pour ces granulations conjonctivales, Rohmer de Nancy recommande la méthode de Cassomiris qui consiste, après cocaïnisation, à saupoudrer la muqueuse renversée d'une couche d'acide borique finement pulvérisé, suivi d'un massage avec la pulpe du pouce pour faire pénétrer la poudre dans le tissu même des granulations.

Une séance d'une demi-minute à une minute tous les deux jours.

Traitement général : vin de quinquina et huile de foie de morue.

Je répète, en terminant, que les applications de caustique sur la conjonctive demandent toujours beaucoup de réserve et de prudence; et bien que j'aie donné le traitement de la conjonctivite *granuleuse*, je n'hésite pas à conseiller l'envoi à l'hôpital de tout homme qui présenterait une affection de cette nature quelque peu sérieuse.

195. — HÉMÉRALOPIE

L'*héméralopie* est une affection assez rare chez le soldat.

Si elle est symptomatique (rétinite pigmentaire), elle n'a d'autre traitement que celui de la cause qui l'a engendrée.

Si elle est essentielle, ce qui arrive parfois à la suite de conditions défectueuses d'hygiène et d'alimentation (chose aujourd'hui très rare dans nos régiments), on la guérit par le repos des yeux, et par un traitement tonique : vin de quinquina, 40 grammes avant chaque repas : alcoolé de quinquina, 2 grammes dans 40 grammes de bon vin — huile de foie de morue : 2 cuillerées à bouche avant chaque repas, matin et soir — hydrothérapie.

On a conseillé aussi le massage des paupières (?)

NEUVIÈME SECTION

MALADIES DES OREILLES

196. Otite externe.

196. — OTITE AIGUE (externe).

Les *otites* peuvent affecter : l'oreille externe, — l'oreille moyenne, — l'oreille interne.

Il est bien entendu que nous ne pouvons soigner dans nos infirmeries régimentaires que les affections de l'oreille externe, et les affections à forme aiguë, réunies sous le nom d'*otite aiguë*.

Les autres affections de l'oreille moyenne, telles que : le catarrhe aigu de la caisse, — l'otite moyenne suppurée aiguë ou chronique, — l'inflammation mastoïdienne, — ou celles de l'oreille interne, comme : la maladie de Ménière, — les manifestations de la syphilis, ne sont pas de notre ressort.

Les malades qui en sont affectés sont envoyés à l'hôpital, et présentés, plus tard, s'il y a lieu, à la commission de réforme.

L'otite externe aiguë est causée : A, par l'eczéma du conduit externe ; — B, par la furonculose de ce conduit ; — C, par la présence de corps étrangers.

A. L'eczéma du conduit autitif est traité dans le chapitre de l'eczéma en général, n° 205, auquel nous renvoyons. — Disons seulement que quand les parties ont été à peu près asséchées, on obtient de très bons résultats en passant sur les parties atteintes un petit tampon, trempé dans l'alcool à 90°.

B. La *furonculose* du conduit auditif est généralement très tenace, sujette à de fréquentes récidives et extrêmement douloureuse : le malade se plaint qu'on lui enfonce un clou dans la tête.

Lorsqu'on soupçonne qu'un furoncle se développe dans le conduit auditif, on peut essayer de suite le traitement abortif qui consiste à verser dans le conduit malade — la tête étant penchée du côté opposé — de l'alcool camphré, ou une solution *saturée* d'acide borique dans l'alcool à 90° jusqu'à remplir la conque. — On laisse baigner dix minutes, la tête reposant bien sur le traversin, et on renouvellera cette petite opération matin et soir.

Si le furoncle apparaît tout à l'entrée du conduit, et est facilement accessible, on peut essayer de le toucher deux fois par jour avec de la glycérine iodée.

Nous n'avons malheureusement pas de naphtol camphré qui est un excellent remède contre le furoncle de l'oreille, on peut le remplacer par de l'huile camphrée et de la glycérine, parties égales, dont on verse IV gouttes dans l'oreille.

Faut-il ajouter qu'un soin constant sera de veiller à l'extrême propreté du conduit auditif ? On l'obtiendra par des injections répétées d'eau de camomille boriquée à 4 p. 100 (5 grammes de camomille pour un litre d'eau boriquée, en infusion), qui soulagent beaucoup la douleur.

Inutile d'essayer d'introduire le *speculum auris*, la douleur est généralement trop vive.

Si le ou les furoncles sont situés plus profondément, on emploie une longue mèche de coton hydrophile, plus ou moins grosse, selon la perméabilité du conduit, et que l'on pousse doucement dans l'oreille, en la faisant pénétrer de 2 ou 3 centimètres *au moins*. — On l'arrose alors toutes les deux heures avec la solution suivante :

> Liqueur de Van Swieten.. } $\bar{a}\bar{a}$ 5 grammes.
> Glycérine................ }

ou-encore :

> Liqueur de Van Swieten..... 15 grammes.
> Alcool à 90°................ 30 —

On recouvre ensuite d'une couche de ouate mouillée pour empêcher l'évaporation.

Cette mèche, constamment imbibée, fait l'office de cataplasme antiseptique, on la change chaque jour, en augmentant son volume.

La douleur disparaît assez vite par ce traitement, et on parvient à conjurer ainsi la repullulation des germes qui autrefois se semaient si facilement pendant des mois entiers, dans le conduit externe.

Contre l'otite sèche externe, avec gêne de l'audition, bourdonnements fréquents, Turnbulls est partisan des attouchements glycérinés fréquents :

> Glycérine.................. 4 grammes.
> Eau....................... 20 —

La glycérine est très utile en ce qu'elle donne de la souplesse au conduit. — Elle peut ramollir les bouchons de cérumen. — Une boulette de coton glycériné, poussée jusqu'au fond du conduit auditif, est un palliatif de la perforation du tympan. — Dans le cas où les douleurs sont très vives, on conseille les instillations à la cocaïne au $1/10^e$, puis l'introduction de tampons d'ouate hydrophile, dans l'oreille, imprégnés de :

Glycérine...................... 3 parties.
Huile d'olives.................. 1   —

S'il reste une tendance à la suppuration qui persisterait sous une forme chronique, on essayera alors des injections astringentes, faites très doucement avec la seringue en verre, le liquide étant tiédi, d'après ces formules :

Tannin...................... 1 gramme.
Eau distillée.............. 100   —

ou,

Sous-acétate de plomb.......... 0 gr. 30
Eau........................... 20 —

ou,

Poudre d'alun............. 2 à 5 grammes.
Eau distillée............. 100   —

ou encore,

Sulfate de zinc........ 0 gr. 25 à 0 gr. 50
Eau camphrée .... 80 —

On prépare l'eau camphrée (Codex) en mettant 1 gramme de camphre pulvérisé ou porphyrisé dans 500 grammes d'eau.

On a recommandé aussi la formule suivante :

Iodure de potassium............ 0 gr. 50
Teinture d'iode................ 10 —
Eau distillée.................. 100 —

Si ces dernières injections ne donnent pas de résultat appréciable, s'il devient nécessaire de faire une antisepsie plus complète, on recommande alors les injections au permanganate de potasse à 1 gramme pour 1 000 (au millième), et l'insufflation dans le conduit auditif d'acide borique, ou même de calomel.

Pour M. le Dr Lannois, le pansement sec à l'acide borique est le traitement par excellence de l'otorrhée.

Si l'otorrhée a des tendances à devenir chronique, M. le Dr E. Duval conseille les lavages antiseptiques de l'oreille avec la solution à base de sublimé, suivant la formule suivante que je conseille :

Sublimé...................... 0 gr. 25
Alcool d'extrait d'opium...... XX gouttes.
Eau bouillie.................. 1 litre.

F. s. a. pour usage externe.

Botey a recommandé les instillations avec :

Perchlorure de fer............ 2 grammes.
Alcool à 40°.................. 4 —
Eau distillée .... 8 —

IV gouttes dans le conduit auditif, trois fois par jour.

C. Les *corps étrangers de l'oreille* ne sont pas très rares à soigner. — Le seul traitement à recommander est l'irrigation très fréquente et prolongée, à l'aide de la seringue en caoutchouc durci, grand modèle. On devra faire ainsi passer dans l'oreille de 2 à 15 litres d'eau, si besoin est. — Entre les irrigations, il y aura des intervalles de repos, particulièrement si le malade se plaint de vertiges, que l'on évitera en employant un liquide tiédi.

Inutile d'ajouter que la tête doit être placée de telle façon que le corps étranger ait toute facilité de sortir, — par l'action de la pesanteur, surtout quand on sait quel il est, — sous le courant d'eau qui doit l'entraîner.

Tous les auteurs s'accordent à dire que toute tentative d'extraction à l'aide d'un instrument, doit être proscrite. En tout cas, s'il y avait indication particulière à employer un instrument, cette tentative ne se ferait qu'à l'hôpital.

On recommande aussi, lorsque le corps étranger peut se gonfler sous l'influence des irrigations d'eau, de tremper un pinceau dans le collodion, ou même la colle forte, de l'appliquer sur le corps étranger, de laisser sécher, et de retirer ensuite *doucement*. Ce moyen a souvent réussi, mais il faut veiller à ne pas enduire de collodion ou de colle forte, les parois mêmes du conduit, ce qui est chose assez délicate.

Dans le cas où l'accident s'aggrave, où le corps étranger s'est enfoncé par suite de manœuvres maladroites, où l'inflammation est vive, il faut envoyer le malade à l'hôpital, où l'on recommencera l'irrigation,— ou bien, on enlèvera le corps étranger en décollant le pavillon par l'arrière.

Si l'on soupçonne la présence d'une mouche, d'un insecte dans le conduit auditif, il faudra le tuer, au préalable par une instillation d'huile ou d'alcool, l'irrigation consécutive l'enlèvera ensuite facilement.

Si l'on se trouve en présence de bouchons de cérumen, cas fréquent, bouchons concrétés, parfois très durs, il faut d'abord ramollir cette masse en instillant dans l'oreille quelques gouttes d'huile, qu'on maintiendra dans le conduit, du soir au matin, avec un bon tampon de ouate, et le lendemain, cette masse bien lubréfiée, en partie ramollie, se dissociera facilement sous le courant d'eau chaude.

Quelques gouttes d'éther dans le conduit auditif externe, de manière à le remplir complètement, font souvent disparaître une surdité due à des bouchons de cérumen.

Nous recommanderons toujours de faire ces irrigations dans le conduit auditif avec prudence, quoi qu'elles nécessitent souvent quelque force pour obtenir le résultat désiré, pour ménager la membrane du tympan ; le jet doit aussi être dirigé de telle façon qu'il revienne-prendre le corps étranger par derrière pour l'entraîner par l'écoulement de l'eau.

En plus de ces affections, nous pouvons être appelés à soigner le *catarrhe de la caisse*, le *catarrhe de la trompe d'Eustache*, la *myringite*, qui sont souvent la conséquence d'une inflammation aiguë ou chronique de la muqueuse pharyngée, qui se rencontre souvent chez les arthritiques. La conséquence de cette inflammation est d'interrompre la communication de la caisse avec l'air extérieur, et de causer les accidents qu'entraîne la raréfaction de l'air dans la caisse.

Le véritable traitement consiste surtout à modifier la muqueuse de la caisse, et à combattre l'enraidissement progressif de son appareil de transmission, la trompe. — La douche d'air en est le meilleur moyen ; elle a pour but d'introduire de l'air pour remplacer dans la caisse l'air raréfié.

Voici, textuellement, le manuel opératoire d'après M. le Dr Lubet-Barbon.

« *Procédé de Valsalva.* — Boucher avec soin les deux narines, en les comprimant avec les doigts, fermer la bouche et tenter de souffler par les narines. — L'air comprimé dans le pharynx s'introduit dans les trompes, seul orifice ouvert, et pour un moment l'équilibre est rétabli. C'est le procédé qu'emploient eux-mêmes les malades enrhumés du cerveau.

« Il est *mauvais*, parce que l'amélioration est passagère, que le malade le répète à satiété, certain d'être soulagé instantanément, mais ne tenant aucun compte de ce que cet effort répété amène une congestion considérable de la caisse, comme on peut s'en convaincre en constatant la dilatation des vaisseaux de la membrane du tympan pendant et après le Valsalva. — Aussi doit-on le déconseiller aux malades, encore bien qu'ils soient soulagés pour un instant.

« *Procédé de Politzer.* — Il consiste à faire passer dans la caisse l'air contenu dans un ballon, en cherchant dans quelles conditions cet air pourra forcer l'accolement des parois tubaires.

« Ces conditions sont réalisées au maximum pendant la déglutition. A ce moment, le voile du palais se relève, séparant la cavité du pharynx nasal de celle du pharynx buccal, tandis que la contraction des muscles péristaphylins ouvre le bourrelet tubaire.

« Le malade prend une gorgée d'eau dans sa bouche et se tient prêt à avaler au commandement. — Le médecin se place en face de lui, tenant dans sa main droite une poire à air d'un certain volume, terminée par un embout arrondi qu'il introduit dans une des narines, de façon à l'obturer complètement. De la main gauche, il ferme soigneusement la narine du côté opposé ; et il est ainsi certain que l'air qu'il va propulser ne peut sortir par l'orifice antérieur du nez. — Il donne alors l'ordre d'avaler, et pendant que ce mouvement s'accomplit, c'est-à-dire que le voile du palais se relève et que l'orifice tubaire s'entr'ouvre, il comprime vivement dans sa main la poire en caoutchouc. — L'air qu'elle contient remplit la cavité naso-pharyngée, et entre dans les trompes, seul orifice béant qu'il trouve devant lui. — Si le praticien a pris la précaution de faire communiquer l'oreille du malade avec la sienne à l'aide d'un tube en caoutchouc (otoscope de Toynbee), il entend un bruit de souffle plus ou moins intense suivant que la douche a plus ou moins bien passé. Le malade perçoit l'impression d'un choc brusque dans ses oreilles.

« Il faut alors retirer la poire fermée et ne pas la laisser se remplir d'air, tandis que le bec est encore dans la narine. On risquerait, ce faisant, d'aspirer des mucosités nasales, qui se dessécheraient dans l'instrument et pourraient ultérieurement être propulsées dans la caisse.

« Il est souvent difficile de saisir le moment où la déglutition se fait, les malades n'obéissant pas toujours, sans hésitation, à l'ordre d'avaler. On attend alors de voir le larynx s'élever, les mouvements d'élévation du larynx et du voile du palais étant synchrones dans l'acte de déglutition. C'est là le procédé de Politzer.

« On peut en employer d'autres, si pour une raison quelconque on ne parvient pas, à sa faveur, à introduire de l'air dans les caisses. Ainsi lorsqu'on prononce certaines syllabes (houck, heck), le voile du palais se relève brusquement ; on profite du moment où le malade les répète après vous, pour pousser la douche, après avoir, bien entendu, pris les mêmes précautions, et bien bouché les narines.

« De même, pendant l'action de siffler, le voile du palais est maintenu relevé par la colonne d'air qui traverse la bouche. — De même, quand on fait gonfler fortement les joues, il se fait dans la cavité buccopharyngée, une accumulation d'air qui soutient le voile, et fait équilibre à la pression qui va arriver par les narines. Pendant ces actes (sifflement, gonflement des joues), on aura tout le temps de donner la douche, et comme il n'est pas nécessaire d'établir un synchronisme entre un mouvement très court (déglutitionhouck), et la compression de la poire, on réussira parfois par ces moyens secondaires, alors qu'on n'a pas réussi par les premiers. Chez les enfants, on profite des cris pendant lesquels le voile se relève.

« Il est d'ailleurs utile de posséder plusieurs moyens d'action pour les employer successivement quand l'un d'eux aura échoué.

« Il est nécessaire de donner de suite plusieurs douches d'air ; et comme ce procédé est inoffensif, on pourra indiquer au malade, ou aux personnes de son entourage, le *modus faciendi*, si l'on croit que cela soit utile.

« Si l'on ne désire introduire de l'air que dans une

oreille, on fait boucher avec le doigt l'oreille saine, de façon à ce que l'air contenu en pression dans le conduit fasse équilibre sur la face externe de la membrane à l'air qui arrive par la trompe sur la face interne.

« *Cathétérisme.* — Lorsque, pour des raisons quelconques, la douche d'air ne pénètre pas, il faut avoir recours au cathétérisme.

« Les instruments nécessaires sont :

« 1° Une sonde ou cathéter à oreille, modèle d'Itard, en métal, de façon à pouvoir le flamber après chaque séance, et à éviter ainsi la possibilité d'inoculations fâcheuses. — L'anneau placé à l'extrémité de la sonde près du pavillon indique par sa position la direction du bec que l'on ne pourrait connaître lorsque celui-ci est caché dans la profondeur du nez. Il y a différents calibres qu'il faut choisir selon la largeur individuelle variable des fosses nasales.

« 2° Une poire en caoutchouc, semblable à celle dont on se sert pour la douche, mais terminé par un embout pointu destiné à être introduit dans le pavillon évasé de la sonde.

« 3° Un tube en caoutchouc (otoscope de Toynbee) reliant l'oreille du patient avec celle de l'opérateur et permettant à celui-ci de constater que l'air passe bien dans la caisse.

« Il est utile, avant toute œuvre, de constater la perméabilité des narines par où doit passer le cathéter. — Je conseille en outre de faire dans les narines une pulvérisation d'une solution de cocaïne au 1/50° ou une insufflation avec gros comme un pois de :

Poudre de cocaïne........... 1 gramme.
Poudre d'amidon............. 50   —

« Ces projections de cocaïne doivent être faites dans le méat inférieur et sur le cornet inférieur. Elles ont pour effet de faciliter le cathétérisme en faisant disparaître la sensibilité de la région à traverser, et ensuite d'élargir les passages par l'action rétractante de la cocaïne sur la muqueuse des cornets.

« Cela fait, le malade est assis en face de l'opérateur qui place la poire sous son bras gauche, met en position l'otoscope, et, tenant la sonde de la main droite, l'introduit *aussi lentement* que possible dans l'une des narines, en ayant soin de laisser le bec toujours appuyé sur le plancher des fosses nasales, qui sert de guide. — A mesure que la sonde chemine, son pavillon se relève, et bientôt elle se trouve parallèle à ce plancher, tandis que le bec porte à faux dans le pharynx nasal au-dessus du voile du palais.

« Ce premier temps est commun à tous les procédés, il faut à ce moment choisir celui que l'on va employer.

« 1° Le pavillon de la trompe se trouve situé sur les faces latérales du pharynx, dans le prolongement du méat inférieur, et à l'intersection de ces faces latérales avec un plan transversal passant par l'arête postérieure de la cloison.

« On est déjà certain d'être dans la première de ces lignes puisqu'on a introduit la sonde dans le méat inférieur. Pour obtenir l'autre, il faut tourner le bec de la sonde, resté libre dans le pharynx, du côté opposé à celui qu'on veut cathétériser, puis retirer légèrement la sonde jusqu'à ce que le coude du bec vienne buter contre la cloison. — On est certain d'être dans le plan transversal qui passe par les deux trompes et la cloison. Si l'on tourne alors le bec de façon à lui faire faire une rotation de 180°, on l'amène dans le point symétrique et latéral, c'est-à-dire dans l'orifice de la trompe.

« La sonde étant fixée dans cette position, et tenue solidement avec la main gauche, qui s'appuie sur la racine du nez, on prend de la droite le ballon placé sous le bras gauche, on introduit l'embout dans le pavillon de la sonde et on presse sur la poire.

« L'auscultation par l'otoscope indique si on est en bonne place.

« Le bruit de souffle que l'on perçoit est quelquefois sifflant, c'est que l'orifice du cathéter est placé à cheval sur les bords de l'orifice tubaire ; et un léger déplacement en avant ou en arrière le mettra dans l'orifice lui-même.

« 2° Si ce procédé ne réussit pas, on tient compte de ce fait que l'orifice tubaire est situé sur les parois latérales du pharynx, dans le prolongement du méat inférieur, et à un centimètre et demi en avant de la paroi postérieure du pharynx.

« La sonde étant introduite dans le méat inférieur, on la pousse en avant jusqu'à ce qu'elle vienne buter sur la paroi postérieure du pharynx, le bec étant tourné vers la paroi latérale. — Il suffit alors de retirer l'instrument de un centimètre et demi pour qu'il tombe dans l'orifice tubaire.

« Ce sont là les deux procédés les plus pratiques qui doivent réussir dans tous les cas où la malformation du nez ou du pharynx ne nécessite pas des procédés opératoires peu en rapport avec la pratique courante.

« Lorsque le cathéter est en place, on insuffle l'air

par des pressions plus ou moins fortes de la poire, en constatant toujours, à l'aide de l'otoscope, que l'on est dans la bonne voie, et, l'opération finie, on retire doucement l'instrument en le laissant pour ainsi dire tomber par son propre poids.

« Le catarrhe simple de la caisse peut s'accompagner d'un exsudat. Dans ce cas, la douche d'air fait entendre par l'otoscope un gargouillement caractéristique.

« Si cet exsudat est peu copieux, la douche d'air en séchant la caisse, peut le faire disparaître. — S'il est abondant, il faudra recourir à la paracentèse. »

DIXIÈME SECTION

MALADIES DE LA PEAU

202. — HYPERHIDROSE PLANTAIRE

Pour l'*hyperhidrose plantaire*, nombreux sont les remèdes proposés pour un traitement qui donne des résultats sérieux. Leur grand nombre indique assez leur peu d'efficacité, en général.

1° Les moyens employés tendent à diminuer la sécrétion ou à empêcher sa décomposition. Les absorbants sont insuffisants, on a essayé de les mélanger avec des antiseptiques. Ceux-ci sont sans doute plus actifs, mais ne donnent pas encore des résultats certains.

L'ammoniaque, les acides chlorhydrique, tartrique (en poudre), ont une action rapide, ils déterminent la formation d'une couche escharrotique qui tombe au bout de trois à vingt jours, puis les troubles recommencent.

L'acide tartrique est évidemment un remède efficace, mais il ne peut être employé que s'il n'existe pas de phénomène de macération, ni crevasse, ni rougeur.

On se trouve bien, comme palliatif, de saupoudrer les pieds et les espaces interdigitaux de poudre de tannin.

2° On recommande les frictions avec de l'alcool camphré ou avec une solution alcoolique de tannin :

Tannin......................	1 gramme.
Alcool à 90°...............	20 —

ou

Tannin......................	3 parties.
Alcool à 60°................	250 —

On saupoudre ensuite les pieds avec :

Poudre d'amidon............	1 partie.
Talc pulvérisé...............	6 —

ou encore :

Alun pulvérisé...............	5 parties.
Borate de soude.............	10 —
Amidon.....................	10 —
Talc pulvérisé...............	70 —

Paraissent aussi produire de bons résultats les frictions à la solution alcoolique de :

Perchlorure de fer.........	10 grammes.
Alcool à 90°................	40 —

ou celles de :

Permanganate de potasse...   1 gramme.
Eau distillée...............   100   —

Quelques confrères se sont bien trouvés de la solution faible à l'acide chromique :

Acide chromique...........   3 grammes.
Eau......................   100   —

3° Le Dr Brocq, dont la haute compétence est connue
pour le traitement des maladies de la peau, conseille
le badigeonnage des pieds, matin et soir, avec :

Perchlorure de fer.........   30 grammes.
Glycérine.................   10   —

On ne lavera les pieds qu'au bout de quinze jours.
Il conseille aussi les bains de pieds additionnés de
sel marin, après lesquels on saupoudrera les chaussettes avec le mélange :

Salicylate de soude........   2 grammes.
Permanganate de potasse..   3   —
Poudre de talc...........   40   —
Sous-nitrate de bismuth....   45   —

4° Pour la transpiration fétide des pieds, la formule
suivante est recommandée :

Salicylate de soude........   3 grammes.
Amidon...................   10   —
Poudre de talc...........   80   —

5° Je donne ici pour mémoire le liniment employé dans l'armée allemande :

Oxyde de zinc............   6 grammes.
Vaseline ....   15 —
Eau ....   27 —
Savon noir................   52 —
Essence de lavande.........   Q. S.

Je ne parle pas intentionnellement du philopode employé dans nombre de régiments de notre armée, et dont l'emploi est suffisamment connu.

203. — ÉRYTHÈMES

Nous ne parlerons ici que de l'*érythème simple*, — de cause externe ou de cause interne, — en laissant de côté volontairement les érythèmes noueux, — scarlatiniformes, — rubéoliformes, — les érythèmes polymorphes ou généralisés, à forme sérieuse, et parfois à température fébrile, qui ne peuvent se traiter qu'à l'hôpital.

A. 1° Si l'*érythème* est de *cause externe*, la première indication à remplir est évidemment de supprimer la cause. S'il est provoqué par des acides, laver à l'eau de camomille tiède (5 grammes de camomille pour 1 000 d'eau), ou à l'eau boriquée à 4 p. 100, ou mieux avec une eau alcaline dans la proportion :

Bicarbonate de soude.......   10 grammes.
Eau......................   1000 —

Si l'érythème est provoqué par une base, on recommandera les lotions à l'eau vinaigrée :

Acide acétique............   20 grammes.
Eau ....   200 —

2° Lorsque l'inflammation est vive, les cataplasmes frais de poudre d'amidon, et souvent renouvelés, calment beaucoup la douleur. — Si elle est modérée, onctionner légèrement avec de la vaseline et saupoudrer ensuite avec un mélange de la poudre :

Poudre d'amidon............
    —   de talc............. } ãã
Sous-nitrate de bismuth....

3° Nous avons parfois rencontré des malades sensibles au sublimé, chez qui l'application de solution, même très étendue, de sublimé provoquait un érythème local avec vésicules et bulles. — Il faut dès lors cesser instantanément toute application de sublimé, recouvrir avec un peu de vaseline boriquée et, par-dessus, compresses imbibées d'eau blanche étendue.

Il faudra surtout dire au malade qu'il ait soin de prévenir le médecin de sa sensibilité spéciale au sublimé, quand l'occasion se présentera, tant au cours de sa vie militaire que, plus tard, au cours de sa vie civile : il doit être le premier intéressé à appeler l'attention du médecin, pour éviter, le cas échéant, l'application d'un pansement irritant.

B. 1° Si l'érythème est de *cause interne*, il convient de supprimer le médicament qui le provoque ou l'aliment ingéré. — On prescrira le lait à haute dose; 3 litres par jour pour éliminer rapidement la cause de l'érythème.

S'il y a un léger mouvement fébrile, quelque peu de chlorhydrate de quinine : 0,40 à 0,60 centigrammes par jour.

Sur les points d'érythème, des compresses imbibées

d'eau blanche. — Souvent une poudre inerte, sans vaseline même, réussit bien.

2° Selon les cas, on ordonnera des purgatifs légers, mais répétés : 1 verre de sulfate de magnésie à 20 grammes, tous les deux jours, pendant six jours; — ou 20 grammes d'huile de ricin administrés de la même façon; — ou même, des prises de 1 gramme de poudre de rhubarbe, pendant quatre jours, tous les matins.

3° Pour calmer l'érythème spécial de l'*anus*, Gnecco a conseillé la pommade suivante :

Iodoforme..................	1 gramme.
Cocaïne....................	0 gr. 30
Vaseline blanche...........	30 —

à appliquer *loco dolenti* après grands lavages à l'eau très chaude.

A l'intérieur, huile de foie de morue, 6 cuillerées à bouche par jour.

N'oublions pas de signaler enfin qu'il y a des érythèmes polymorphes qui accompagnent souvent le rhumatisme de surmenage dont nous avons déjà parlé (n° 31) et bien mis en lumière par M. Dreyfus-Brissac. D'après cet auteur, les poisons autogènes, produits par le surmenage, agiraient comme certains poisons exogènes, soit directement sur la peau, soit par l'intermédiaire du système nerveux (angio-névrose); mais aujourd'hui personne ne doute de ces érythèmes dont le traitement est le repos et une hygiène appropriée pendant quelques jours.

L'*intertrigo* se traitera : 1° par des lotions légères boriquées à 2 p. 100, — par des cataplasmes Lelièvre bien ramollis et appliqués froids, — par des applications d'eau blanche, 1 gramme de sous-acétate de plomb pour 50 grammes d'eau, — par des applications de sublimé à 5 p. 1 000.

On saupoudrera ensuite avec la poudre suivante:

Poudre d'acide borique..) āā 10 grammes.
Poudre de tannin.......)
Poudre de talc.........   20   —

Mêlez.

Si l'intertrigo gagne les fesses, on emploiera la même formule ci-dessus, en n'y mettant que :

Acide borique............   2 grammes.

2° Si les démangeaisons sont vives, on les calme généralement bien en saupoudrant avec du camphre pulvérisé et on oint ensuite avec :

Chloroforme...............   10 grammes.
Alcoolé d'extrait d'opium...   5   —
Huile d'olives.............   100   —

On peut essayer aussi les pommades suivantes :

Calomel.......................   0 gr. 50
Vaseline......................   10   —

ou

Huile de cade..........   1 à 4 grammes.
Vaseline...............   20   —

L'acide chromique donnerait aussi de bons résultats employé de la façon suivante :

Après un lavage sérieux, bien assécher les parties atteintes avec du coton hydrophile, et badigeonner avec la solution suivante :

Acide chromique........... 2 grammes.
Eau .... 100 —

Appliquer ensuite une poudre inerte : de bismuth, de talc, d'amidon. Recommencer à deux ou trois jours d'intervalle : 3 badigeonnages sont en général nécessaires.

204. — URTICAIRE

L'*urticaire*, affection qui se rencontre encore de temps en temps, chez nos soldats, nécessite, comme première indication, la recherche de la cause qui l'a provoquée, agent extérieur irritant (parasite ou autre cause), ou ingestion de certains aliments.

Supprimons donc la cause pour supprimer l'effet.

Sinon, il faudra établir un *traitement général* et un *traitement local*, aussi bien dans la forme aiguë que dans la forme chronique de l'urticaire.

Urticaire aiguë. — 1º Le traitement *général* consiste dans la diète lactée pendant trois et quatre jours : 3 litres de lait par jour. Dans chaque litre de lait, on mettra 2 grammes de bicarbonate de soude, — on réglera ensuite l'alimentation, on ordonnera des tisanes rafraîchissantes alcalines, de la tisane de lin, de la tisane d'orge, du thé léger, — tous les deux ou trois jours, quelques laxatifs doux : 20 grammes d'huile de ricin, — enfin quelques bains frais de vingt minutes.

2º Comme traitement *local*, on lotionnera les parties

atteintes d'urticaire avec de l'eau de camomille aussi chaude que possible (Auvard).

Pour calmer les démangeaisons :

Chloroforme...............	10 grammes.
Huile d'amandes douces....	30 —

Mêlez. En lotions.

3° Dans les cas rebelles, on utilisera en lotions la solution suivante de Hardy :

Bichlorure de mercure.........	0 gr. 15
Alcool........................	10 —
Eau distillée.................	90 —

On obtient encore de bons effets de l'emploi de la farine ordinaire, ou d'applications répétées sur la peau du mélange :

Poudre de camphre.........	1 gramme.
Poudre d'amidon...........	20 —

Jonhson recommande les bains vinaigrés, à raison de 2 bons verres de vinaigre dans un grand bain.

Gaucher a recommandé.

Chloroforme...............	
Éther.....................	ãã 30 grammes.
Alcool camphré...........	

en lotions et saupoudrer ensuite avec la poudre d'amidon ordinaire.

4° Si le prurit occasionné par l'urticaire est très vif, utilisez la solution suivante :

Chlorhydrate de cocaïne....	1 gramme.
Eau de laurier-cerise.......	5 —
Eau distilllée..............	450 —

Urticaire chronique. — 1° Le traitement *général* est le même que celui qui vient d'être indiqué ci-dessus pour la forme aiguë ; on recommande, de plus, d'administrer le chlorhydrate de quinine, soit à haute dose, de 0,75 centigrammes à 1 gramme, — soit à doses modérées et fractionnées, suivant l'effet produit, qui est variable suivant les personnes.

2° Le traitement *local* consistera dans la surveillance des vêtements, — dans la propreté des ceintures de flanelle, et du linge de corps qui laisse parfois à désirer chez nos troupiers.

Pas trop de lavages, ni trop de frictions locales.

On fera de fréquentes onctions avec la pommade :

Poudre de calomel..........	1 gramme.
Talc......................	1 —
Sous-nitrate de bismuth.....	5 —
Vaseline	10 —

tous les soirs, au moment du coucher.

En terminant, signalons qu'il se produit parfois des cas *d'urticaire interne*, qui se caractérise par des placards d'urticaire à la peau, de l'œdème des lèvres, une tuméfaction considérable de la langue, qui rend impossible la déglutition, même des liquides. Les muqueuses, pour ainsi dire, participent à l'éruption d'urticaire, avec dyspnée, vomissements, douleurs internes.

Sans trop nous effrayer de ces symptômes, administrons le lavement suivant, recommandé par le Dr de Mahis :

> Bicarbonate de soude......   20 grammes.
> Alcoolé d'extrait d'opium..   XXX gouttes.
> Eau bouillie..............   500 grammes.

Tous les symptômes vont s'amender, les démangeaisons de la peau vont disparaître.

On administrera 5 lavements semblables par jour, et petit à petit, on diminuera la dose de bicarbonate de soude jusqu'à 5 grammes vers le sixième ou huitième jour. — La guérison s'obtient rapidement.

Les *eaux minérales* à recommander pour les cas chroniques rebelles sont : pour les officiers, *Royat* (Puy-de-Dôme), eaux tièdes bicarbonatées chlorurées, — *Bagnères-de-Bigorre* (Hautes-Pyrénées), eaux froides et chaudes sulfurées sodiques, sulfatées calciques, — *Néris* (Allier), eaux très chaudes indéterminées normales simples ; — pour les soldats, *Plombières* (Vosges), eaux froides et eaux chaudes, indéterminées thermales simples.

205. — ECZÉMA

A. 1° Le traitement de *l'eczéma* par les enveloppements humides a été préconisé par M. le Dr Gaucher, selon la méthode suivante :

Faire bouillir, pendant dix minutes au moins, des compresses de tarlatane ou de linge très fin. On les exprime, on les plonge dans une solution d'acide borique à 4 p. 100, on les exprime à nouveau pour qu'elles soient un peu humides, et on les étend sur la partie malade. — On les recouvre ensuite avec un tissu imperméable pour empêcher l'évaporation, par-dessus, on dispose une couche assez épaisse de coton hydrophile, on fixe le tout par une bande.

Ce pansement qu'on a soin d'appliquer de manière que la partie atteinte reste complètement enveloppée doit être renouvelé dès que le prurit se fait de nouveau sentir : quatre à cinq fois par jour.

Employés d'une façon systématique et avec persévérance, ces enveloppements permettent souvent d'obtenir la guérison des eczémas chroniques, même invétérés.

Indications : période de desquamation de l'eczéma aigu, — eczéma chronique pendant la période d'induration et épaississement de la peau.

2° Le *régime* tient aussi une grande place dans le traitement de l'eczéma : interdire le café, l'alcool, et le vin pur. — Purgatifs légers tels que : un verre de sulfate de magnésie tous les trois jours (20 grammes), ou 1 gramme de rhubarbe tous les deux jours pour obtenir une à deux selles diarrhéiques.

En même temps, il faut soigner l'état général et rechercher si la manifestation eczémateuse n'est pas la conséquence de l'arthritisme, auquel cas on recommandera le bicarbonate de soude, 4 grammes par jour, le salicylate de soude, 4 grammes par jour ; — ou la conséquence d'une scrofulose, qui nécessitera l'administration d'huile de foie de morue, 4 cuillerées par jour, la teinture d'iode à l'intérieur, VIII gouttes par jour dans un demi-verre de lait, du tartrate ferricopotassique, 2 cuillerées matin et soir de 0,50 centigrammes chaque ; — ou la conséquence d'une névropathie que l'on traitera par les douches répétées.

3° Localement, on fera des lotions fréquentes avec

de l'eau d'amidon : 15 grammes pour 500 grammes d'eau, ou de l'eau de camomille : 20 têtes par litre d'eau. — On appliquera sur les parties malades des cataplasmes de farine de lin, *froids*, et ensuite des compresses de gaze, en **8** doubles, trempées dans de l'eau de camomille, contenant aussi 25 grammes par litre d'acide borique (eau de camomille boriquée). On recouvrira d'un tissu imperméable et d'un pansement ouaté, renouvelé 2 fois par jour.

On essayera aussi les applications de vaseline pure, — ou de vaseline boriquée, — ou de glycérine sur laquelle on projette de la poudre d'amidon finement pulvérisée, — ou du glycéré de sucrate de chaux?

Il faut pour cela tâter la susceptibilité des téguments car la guérison s'obtient avec tel médicament que l'on n'obtiendra pas avec tel autre voisin et similaire.

Inutile d'ajouter qu'il faut soigneusement s'abstenir de tout ce qui peut causer une irritation locale; la plus grande propreté est de rigueur.

On ne fera que des lavages discrets pour ne pas ramollir l'épiderme, et on essuyera les parties souffrantes avec du linge très fin et très sec.

4° Si l'on n'obtient que des résultats médiocres, si l'amélioration traîne en longueur, on peut utiliser une des pommades suivantes :

Poudre de calomel..........	1	gramme.
Vaseline	20	—

ou celle de Giroux de Buzareingues :

Alcoolé d'extrait d'opium...	2	grammes.
Goudron	15	—
Vaseline...................	60	—

ou encore celle-ci :

    Sous-nitrate de bismuth.....   2 grammes.
    Vaseline   15   —

Le Dr Guillot recommande la pommade dont il a donné cette formule :

    Carbonate de soude..........   2 grammes.
    Huile de cade............... }
    Goudron..................... } ãã 4   —
    Vaseline....................   30   —

La pommade plus simple que voici donne aussi de bons résultats :

    Huile de cade vraie......   1 à 4 grammes.
    Vaseline...............   20   —

ou aussi cette poudre mélangée :

    Sous-nitrate de bismuth.......   1 partie.
    Poudre d'amidon..............   3   —

Nous ne pouvons conseiller que ces quelques formules, en raison du peu de médicaments accordés aux infirmeries régimentaires pour soigner la nombreuse variété des maladies de la peau.

5° Toutefois, n'oublions pas non plus le simple blanc d'œuf, que l'on met dans un verre, que l'on agite avec un doigt propre et que l'on étend en couches minces sur les parties malades. L'albumine sèche vite et fait un excellent enduit protecteur : s'il se fendille, on refait de petites applications.

B. *Eczéma de la face.* — Lotions répétées à la décoction de têtes de camomille (20 têtes par litre d'eau bouillie). Lotions boriquées à 2 p. 100, — ou même avec une solution de sulfate de cuivre à 1 gramme par litre d'eau.

S'il existe quelques fissures, on recommande des cautérisations très légères au nitrate d'argent, d'après la formule de Biett.

Nitrate d'argent............	2 grammes.
Eau distillée...............	50 —

C. *Eczéma du cuir chevelu.* — Tout d'abord faire toucher les croûtes avec des cataplasmes d'amidon, ou des onctions à l'huile d'olives. — Faire ensuite des frictions avec de l'alcoolé de Panama (*Quillaya saponaria*) étendu de cinq fois son volume d'eau, — ou compresses de sublimé dédoublé, soit à 1 gramme pour 2 litres d'eau.

D. *Eczéma du bord des paupières.* — Lotions à l'eau boriquée à 4 p. 100. Comme on n'a pas d'oxyde de zinc, utiliser la pommade au calomel : 1 gramme pour 30 grammes de vaseline.

E. *Eczéma de la barbe et des sourcils.* — Appliquer la nuit des cataplasmes d'amidon. Dans la journée, pommade à la vaseline boriquée 1 gramme pour 10 (Codex). Si le cas est rebelle, on tentera des scarifications linéaires quadrillées, et application consécutive de glycérolé d'amidon au calomel :

Poudre de calomel..........	1 gramme.
Amidon....................	10 —
Glycérine.................	100 —

F. *Eczéma des lèvres*. — Traitement à peu près semblable au précédent : cataplasmes d'amidon, — glycérolé d'amidon au calomel, — scarifications linéaires quadrillées.

G. *Eczéma des oreilles* — Mettre dans le conduit auditif une mèche trempée dans la glycérine. — Faire des injections tièdes avec de l'eau de camomille boriquée : 10 têtes de camomille, et 10 grammes d'acide borique pour 500 grammes d'eau ; — cataplasmes d'amidon.

Plus tard, quand l'inflammation diminue, vaseline boriquée au 1/10ᵉ, — ou mieux insufflation de poudre d'acide borique dans le conduit auditif.

Si l'eczéma est humide, on a conseillé la cautérisation avec une solution faible de nitrate d'argent à 1gramme pour 100, ou des lavages au nitrate d'argent à 1 gramme pour 5, lavages rapides, immédiatement neutralisés par un pinceau hydrophile trempé dans l'eau salée : on saupoudre ensuite avec du talc. C'est un moyen que je ne recommanderais que dans les cas absolument rebelles.

Si l'eczéma est sec, on recommande de toucher le conduit auditif malade, avec un tampon de ouate hydrophile trempé dans l'huile goudronnée :

> Goudron de hêtre........... 2 grammes.
> Huile d'olives.............. 20 —

ou des lavages à l'eau blanche :

> Sous-acétate de plomb......... 0 gr. 50.
> Eau...................... 30 —

en prenant la précaution de bien sécher ensuite.

H. *Eczéma des mains et des pieds.* — Manuluves et pédiluves fréquents à l'eau de camomille (5 grammes par litre d'eau).

S'il y a des démangeaisons, les calmer en employant la solution suivante :

```
Sublimé..............    0 gr. 10 à 0 gr. 20.
Alcool à 90°.........           5      —
Eau.................          200      —
```

en lotions.

On emploiera aussi les lotions à l'eau boratée :

```
Borax.....................    6 grammes.
Eau.......................  400      —
```

et ensuite la pommade au goudron :

```
Goudron...............    2 à 4 grammes.
Vaseline..............   15      —
```

ou la pommade à l'huile de cade :

```
Huide de cade...........    2 à 10 grammes.
Vaseline................   30      —
```

I. *Eczéma des ongles.* — On essayera d'abord la pommade suivante :

```
Huile de foie de morue.......   10 grammes.
Vaseline.....................    5      —
Glycérine............   Q. S. pour dissoudre.
```

Si l'on n'obtient pas de résultats satisfaisants, il est recommandé de râcler l'ongle, ou même d'en faire l'ablation et de panser à la vaseline iodoformée.

J. *Eczéma génital.* — Avant tout, grands soins de propreté, même exagérés, après la miction et la défécation.

Lotionner à l'eau de camomille et saupoudrer ensuite avec une poudre inerte :

Talc................................ $\Big\}$
Bismuth............................ āā
Amidon.............................

K. Quant à l'*eczéma nummulaire et séborrhéique,* M. le Dr Gaucher recommande le collodion à l'huile de cade : 5 grammes pour 15 grammes de collodion, qui ne s'applique que sur les points malades, se maintient bien sans tacher le linge.

D'après cet auteur, le traitement se résume ainsi :

1° Période de suintement : poudre d'amidon.

2° Période de croûtes : cataplasmes et bains d'amidon.

3° Période de desquamation : pommades inertes :

Calomel....................   2 grammes.
Vaseline...................   30   —

ou

Sous-nitrate de bismuth.....   3 grammes.
Vaseline...................   30   —

ou

Sous-acétate de plomb liquide $\Big\}$ āā 8 grammes.
Glycérine...................
Vaseline...................   30   —

Mélangez.

Ne traitez l'eczéma généralisé que par *portions successives* et avec prudence.

Régime général : lait, diurétiques, purgatifs.

Contre les démangeaisons de l'eczéma sec, de Bœker recommande la formule :

Talc	} ãã 40 grammes.
Amidon	
Glycérine	20 —
Eau blanche	100 —

additionnée de moitié d'eau. Ce liniment sèche vite et tient bien.

Les *eaux minérales* recommandées sont les suivantes :

Pour les *soldats*, selon les cas, *Vichy* (Allier), eaux bicarbonatées sodiques, — ou *Plombières* (Vosges), eaux indéterminées thermales simples, bicarbonates alcalins et traces d'arséniate de soude.

Pour les *officiers* : eaux de *Carlsbad* (Bohême), bicarbonatées, chlorurées, sulfurées ; — eaux de *Marienbad* (Bohême), bicarbonatées, sulfatées, chlorurées ; — eaux de *Bussang* (Vosges), bicarbonatées mixtes, ferrugineuses ; — eaux de la *Bourboule* (Puy-de-Dôme), chlorurées, bicarbonatées (arsenicales) ; eaux de *Saint-Gervais* (Haute-Savoie), sulfureuses, chlorurées, sulfatées, selon les cas et les tempéraments.

A. L'*herpès simple* de la peau est, en général, une affection discrète qui ne présente aucune espèce de gravité.

Bien souvent, il n'y a pas lieu de lui instituer un traitement.

On peut prescrire des lotions à l'eau boriquée chaude à 4 p. 100 ; — des applications d'alcool camphré ; — ou des onctions à la vaseline boriquée à 1/20ᵉ sur les points affligés d'herpès.

Quelquefois l'herpès détermine des démangeaisons, on les calmera par la préparation suivante :

Chlorhydrate de morphine...... 0 gr. 50.
Collodion..................... 30 —

Faites dissoudre.

On trempe un pinceau (coton hydrophile au bout d'une baguette de bois) dans ce liquide et on badigeonne à plusieurs reprises les vésicules d'herpès, que l'on ne *doit pas ouvrir*. La couche de collodion doit être assez épaisse. Au bout de huit jours, les vésicules ont disparu.

Si l'herpès apparaît toujours aux mêmes places, on se trouve bien de conseiller quelques massages discrets avec la pulpe des doigts sur les régions herpétiques.

A l'intérieur, on prescrira de la tisane d'orge.

Si les vésicules ont éclaté, les saupoudrer avec de la poudre d'amidon simple, ou avec le mélange :

Poudre de talc.............. 6 grammes.
Poudre d'amidon........... 15 —

Aux officiers on recommandera une cure aux eaux thermales de la Bourboule, eaux chlorurées bicarbonatées (arsenicales).

B. L'*herpès zona* est une forme particulière d'herpès qui mérite un traitement spécial.

Le Dr Bleuler, professeur à la Faculté de Zurich, a signalé la régression rapide du zona sous l'influence de la cocaïne.

Selon lui, elle est susceptible non seulement d'amender les phénomènes douloureux liés au zona, mais elle provoque aussi, presque instantanément la régression de l'éruption, amenant sa disparition complète en l'espace de quelques jours.

On étend sur la partie atteinte, au moyen d'un pinceau de coton hydrophile, une couche de pommade composée de :

> Chlorhydrate de cocaïne....... 0 gr. 10.
> Vaseline...................... 10 —

on recouvre ensuite la région d'un petit linge enduit de la même pommade.

On a conseillé aussi une simple application de collodion élastique.

Lailler recommande des lotions avec la solution :

> Perchlorure de fer.......... 10 grammes.
> Alcool à 90°................. 40 —

Th. Vilkins a préconisé l'application, sur le point douloureux, d'un vésicatoire grand comme une pièce de deux francs. D'après lui, ce traitement abrège considérablement l'évolution du zona.

Le Dr Winternitz, professeur à la Faculté de Vienne, a eu l'idée d'utiliser, contre le zona, un procédé thérapeutique qui avait donné d'excellents résultats au Dr Salwedel, médecin militaire allemand, dans le traitement des phlegmons : l'emploi de compresses imbibées d'alcool.

Il s'est servi de lanières de gaze hydrophile et pliées en six doubles, largement imbibées d'alcool (sans cependant dégoutter). Après avoir disposé ces compresses sur les parties malades de façon qu'elles débordent les lésions de tous les côtés, on les recouvre d'une étoffe imperméable sur laquelle on applique une couche de coton, et on fixe le tout à l'aide d'une bande de toile. Le pansement n'est renouvelé qu'au bout de vingt-quatre heures.

Il a appliqué ce mode de traitement dans six cas d'herpès zoster, dont un gangreneux et un hémorragique, et ce pansement a eu pour résultat de faire cesser les douleurs presque immédiatement, ou après deux, trois jours, et de faire s'affaisser les vésicules qui ne se sont pas ulcérées.

Les *eaux minérales* à recommander pour les *officiers* sont celles de : *La Bourboule* (Puy-de-Dôme), eaux froides et eaux très chaudes, chlorurées bicarbonatées (arsenicales).

Pour les *soldats* on peut essayer : *Barèges* (Hautes-Pyrénées), eaux sulfurées sodiques fortes, — ou *Bourbonne-les-Bains* (Haute-Marne), eaux très chaudes chlorurées sodiques fortes.

206. — IMPÉTIGO

Le traitement de l'*impétigo* se confond avec celui de l'eczéma, ces deux affections s'associant souvent pour créer l'eczéma impétigineux.

A. Le *traitement général* réclame le vin de quinquina comme tonique : 60 grammes par jour, et l'huile de foie de morue : 4 à 6 cuillerées à bouche : 2 ou 3 cuillerées *immédiatement* avant le repas.

A l'intérieur, on donne X à XII gouttes de teinture d'iode dans 1/2 verre de lait.

Au début, vous pouvez prescrire un léger purgatif : 20 grammes de sulfate de magnésie.

B. Comme *traitement local* : 1° faites des lotions fréquentes à l'eau de camomille boriquée : 20 têtes de camomille et 20 grammes d'acide borique pour un litre d'eau.

2° Pour faire tomber les croûtes, appliquez des cataplasmes d'amidon, et le lendemain, faites une onction avec :

> Acide borique pulvérisé....   10 grammes.
> Glycérine   100   —

M. S. A.

M. le Dr Gaucher préconise l'usage de l'acide borique dans l'impétigo dont la nature infectieuse et contagieuse est aujourd'hui démontrée.

3° Vous pouvez faire aussi des applications matin et soir du liniment :

> Huile de cade..........   2 à 5 grammes.
> Alcoolé de Panama..   Q. S. p. émulsionner.
> Glycérolé d'amidon......   30 grammes.

(On prépare le glycérolé d'amidon avec 10 grammes d'amidon pour 140 grammes de glycérine.)

M. S. A.

4° On peut essayer aussi le badigeonnage des surfaces malades avec une solution de nitrate d'argent au 1/20°, — ou de véritables cautérisations avec une solution de nitrate d'argent à 50 p. 100. En trois ou quatre séances on obtiendrait la guérison des pustules.

Dans le cas où l'impétigo serait causé par des pédiculi, il faut couper ras les cheveux et faire sur la tête des applications de compresses trempées dans le sublimé au 1/1000°.

C. Contre l'impétigo *rodens*, on conseille des cautérisations à la teinture d'iode pure.

Les *eaux minérales* à recommander sont : eaux de *Barèges* (Hautes-Pyrénées), sulfurées sodiques fortes.

Pour les officiers : *Luchon* (Haute-Garonne), eaux sulfurées sodiques ; — *Cauterets* (Hautes-Pyrénées), eaux sulfurées sodiques ; — *Uriage* (Isère), eaux chlorurées sulfurées ; — *Saint-Gervais* (Haute-Savoie), eaux sulfureuses chlorurées sulfatées ; — *Salins* (Jura), eaux chlorurées sodiques.

207. — ECTHYMA

En présence d'un cas d'*ecthyma*, le premier soin à prendre est de s'assurer qu'un parasite n'est pas la cause première de l'affection ; donc, s'il existe, le supprimer.

1° Quand il y a des croûtes, — et c'est le cas le plus fréquent chez les soldats, — il faut les faire tomber par l'application de cataplasmes, soit de cataplasmes d'amidon, soit de cataplasmes-Lelièvre, coupés de façon qu'ils débordent d'un bon centimètre les plaques d'ecthyma. Il faudra veiller à ne pas les laisser trop longtemps sur la peau dont l'épiderme se ramollit vite.

2° Au bout de vingt-quatre heures, généralement, les croûtes sont tombées, et on soigne les plaies par des applications de compresses trempées dans le sublimé au 1/1000° ; on peut les recouvrir au préalable d'une très fine couche d'iodoforme.

3° Si les plaies ont peu de tendance à la cicatrisation, il faut les exciter par l'attouchement direct au crayon de nitrate d'argent.

On peut aussi les frictionner avec un tampon de ouate hydrophile trempé dans l'alcool camphré, ou, si l'ulcération est tout-à-fait atonique, avec de l'alcoolé aromatique.

4° Ces temps derniers, j'ai eu à soigner un certain nombre de cas d'ecthyma et je me suis très bien trouvé du traitement suivant :

Les croûtes ayant disparu à la suite de cataplasmes d'amidon appliqués pendant vingt-quatre heures, je touchai les plaies vives avec de la teinture d'iode pure, puis j'appliquai une compresse trempée dans la solution de sublimé au 1/1000e. Tissu imperméable, pansement ouaté modérément serré. Ce pansement était renouvelé toutes les vingt-quatre heures.

Les malades suivaient en même temps un traitement général : repos au lit ; bonne alimentation ; 30 grammes de vin de quinquina avant chaque repas.

Au bout de huit à quinze jours, je constatai une très grande amélioration ou même la guérison.

Lorsque l'ecthyma siège aux jambes, — cas fréquent, — il faut songer à la présence de varices comme cause prédisposante.

Les *eaux thermales* à recommander sont :

Pour les *soldats* : *Bourbonne-les-Bains* (Haute-Marne), eaux chlorurées sodiques fortes ; — *Baréges* (Hautes-Pyrénées), eaux sulfurées sodiques fortes ;

Pour les *officiers* : les mêmes eaux, et en plus, *Schinznach* (Suisse, Argovie), eaux sulfurées calciques ; — *Aix* (Savoie), eaux sulfurées calciques faibles; — *Enghien* (Seine-et-Oise), eaux sulfurées calciques; — *Creutznach* (Prusse), eaux chlorurées sodiques.

208. — PEMPHIGUS

Le *pemphigus*, affection relativement rare chez nos soldats, est souvent rebelle à toute médication.

1° Se fondant sur l'analogie qu'offre le pemphigus avec les brûlures du second degré, le Dr Hilairet a conseillé le traitement qu'on emploie pour ces brûlures; — on prépare un liniment oléo-calcaire au glycéré de sucrate de chaux :

Glycéré de sucrate de chaux...... 1 partie.
Huile d'olives.................... 2 —

Mêlez, en agitant

qu'on étale soigneusement sur les bulles de pemphigus, et on enveloppe de ouate. Le pansement est laissé en place tant qu'il n'y a pas de souffrance : le prurit est calmé rapidement, et l'éruption bulleuse est arrêtée.

Les lotions émollientes ont été aussi recommandées, faites avec de l'eau de camomille (20 têtes de camomille par litre d'eau), et l'on essaye ensuite les poudres sèches.

Sous-nitrate de bismuth... ⎫
Poudre de talc............. ⎬ ãã 20 grammes.
Acide borique............. 2 —
Amidon.................... 40 —

On recouvre enfin les parties atteintes avec un linge fin une compresse fine.

2º On peut aider au traitement par quelques laxatifs légers : Poudre de rhubarbe, un gramme par jour.

Le pemphigus s'accompagne parfois d'un état fébrile assez marqué, surtout lors de la période d'éruption, il faut dès lors mettre le malade à la diète lactée : 1 à 2 litres de lait par jour, — et administrer en même temps de 0,50 centigrammes à 1 gramme de chlorhydrate de quinine, en une fois, vers le soir, selon l'élévation de la température.

Pour les tempéraments quelque peu débilités, vous donnerez de l'huile de foie de morue à haute dose : 3 cuillerées à bouche immédiatement avant le repas du matin et celui du soir.

3º On n'omettra jamais d'examiner les urines et de rechercher s'il y a de l'albumine, auquel cas le malade sera immédiatement dirigé sur l'hôpital.

La même solution s'impose si l'affection a des tendances à se généraliser, — ou si elle ne se guérit pas facilement à l'infirmerie.

Les *eaux minérales* à conseiller sont : *Barèges* (Hautes-Pyrénées), eaux sulfurées sodiques fortes, mais il y aurait lieu de craindre que l'action de ces eaux ne soit trop vive ; — pour les *officiers*, on recommandera plutôt *Ax* (Ariège), eaux sulfurées sodiques plus faibles, et qui conviendraient mieux au traitement de cette affection.

209. — ACNÉ

Il ne nous est pas possible de donner ici un traitement bien complet des nombreuses formes d'*acné* que l'on est susceptible de rencontrer.

Les moyens thérapeutiques dont nous pouvons disposer dans les infirmeries régimentaires sont beaucoup trop limités pour esquisser un traitement de toutes les variétés d'acné.

Je ne parlerai donc que de l'acné simplex, de l'acné sébacé, de l'acné de la nuque, qui sont les formes les plus communes que nous rencontrerons.

Le traitement de l'acné est *général* ou *local*.

A. Le traitement *général* comporte : un régime doux, — quelques boissons acidulées avec du jus de citron, — quelques laxatifs légers : un verre de sulfate de magnésie à 20 grammes tous les quatre jours, pendant deux ou trois semaines, ou un gramme de rhubarbe tous les deux jours pendant huit à dix jours, — un pédiluve sinapisé tous les deux jours, pour prévenir, dit-on, l'afflux du sang dans les parties supérieures du corps.

On évitera évidemment d'administrer tout médicament qui peut provoquer une éruption cutanée, tels : les bromures, iodures...

B. Le traitement *local* consistera en un moyen très recommandé :

1° Le massage doux sur les régions atteintes d'acné, et des frictions alcooliques faites avec un tampon de ouate hydrophile trempé dans l'alcool camphré pur.

Les lotions émollientes de graines de lin, de glycérine produisent aussi de bons effets.

On a essayé avec succès des lotions d'eau très chaude, additionnée de quelques gouttes d'ammoniaque, — des lotions alcalines :

Bicarbonate de soude....... 10 grammes.
Eau...................... 200 —

ou des onctions à l'huile de cade, suivant les formules de Bazin :

Huile de cade................. 1 gramme.
Glycérine................... 30 —

ou encore

Huile de cade............... 15 grammes.
Huiles d'amandes douces..... 60 —

2° Quelques auteurs préconisent le traitement suivant : savonner vigoureusement les parties malades avec un tampon de ouate hydrophile et du savon de potasse pendant dix, quinze, vingt minutes, selon la tolérance du malade, puis lotionner avec le mélange suivant :

Bichlorure de mercure...... 1 gramme.
Alcool à 90°................. 100 —
Eau distillée............... 150 —

Couper ce mélange de moitié d'eau chaude et arriver progressivement à l'employer pur.

3° On se trouve bien parfois de l'emploi d'une pommade dans laquelle entre le sous-nitrate de bismuth, d'après la formule :

Sous-nitrate de bismuth.. 4 grammes.
Calomel à la vapeur..... 1 —
Vaseline................ 40 ou 20 —

Cette formule est recommandée par M. le Dr Brocq.

Les lotions au borate de soude à 100 grammes par litre ont parfois donné de bons résultats, après des lavages fréquents au savon noir et un tampon de flanelle.

4° Le D' Hébra conseille la *lotion orientale* que l'on pourra essayer à l'occasion, et dont voici la formule *pour mémoire* :

Bichlorure d'hydargyre......	35 grammes.
Eau distillée...............	7620 —
Blancs d'œufs.............	n° 24
Suc de citron.............	n° 8
Sucre blanc..............	230 grammes.

Une formule moins complexe et recommandable est la suivante :

Soufre pulvérisé............	50 grammes.
Glycérine..................	40 —

Faire une pâte, à étaler le soir sur les parties malades. On peut encore utiliser la lotion soufrée suivante :

Soufre pulvérisé...........	15 grammes.
Alcool camphré............	30 —
Glycérine pure.............	5 —
Eau distillée...............	200 —

Agiter violemment avant de s'en servir et appliquer doucement avec un petit tampon de ouate pour que, après évaporation, il reste une légère couche de soufre sur les téguments.

5° On a préconisé aussi, dans certaines formes d'acné les lavages au goudron, et l'emploi de la solution :

Borate de soude.............	6 grammes.
Éther sulfurique.............	30 —
Eau distillée.................	270 —

  ACNÉ.

Après décapage de la peau, saupoudrer à la poudre d'amidon.

Pour les comédons de la face, lotionnez le soir avec :

Borate de soude.............	5 grammes.
Glycérine neutre.............	50 —

Sur la nuque, traitez l'acné par la pommade à l'acide chrisophanique au 1/20e d'abord, puis au 1/10e, ou employez une des formules suivantes :

Acide chrisophanique.......	5 grammes.
Eau...................	Q. S. pour liquéfier.
Collodion.................	100 grammes.

ou

Acide chrisophanique........	5 grammes.
Vaseline..................	50 —

Dans le cuir chevelu, ou pour les comédons, utilisez la solution d'Yvon :

Acide chrisophanique..........	0 gr. 15
Sublimé corrosif.............	0 — 30
Alcool à 60°.................	150 —

6° M. le Dr Gaucher prescrit l'hygiène suivante dans les cas d'acné : éviter l'huile de foie de morue, supprimer les aliments gras et fermentescibles, user de viandes blanches, des légumes non acides, des fruits cuits, des laxatifs fréquents. Il préconise le lavage à l'eau *très chaude* en raison de son action antiphlogistique.

Les *eaux minérales* conseillées sont : *Barèges* (Hautes-Pyrénées), eaux sulfurées sodiques fortes, en bains et douches ; — pour les *officiers*, *La Bourboule* (Puy-de Dôme), eaux chlorurées bicarbonatées (arsenicales).

210. — PRURIGO

Le *prurigo* — le prurit — se manifeste sur tout le corps, ce qui est rare, — ou sur une partie du corps, ce qui est le cas le plus fréquent.

Si le prurigo est occasionné par des parasites (pediculi) — par la gale au sillon caractéristique, cause très commune, le traitement est de supprimer la cause pour supprimer l'effet : voir *gale*, n° 220.

Le traitement est aussi général et local.

A. 1° Pour le prurit ordinaire, le traitement *général* consiste à administrer des toniques : un verre de vin de quinquina, matin et soir, — ou des ferrugineux, tels :

    Tartrate ferrico-potassique..   30 grammes.
    Eau.........................   200   —

une cuillerée à bouche matin et soir, recommandé par Ricord, ou de la poudre de fer et potasse, selon la formule :

    Tartrate ferrico-potassique...   10 grammes.
    Rhubarbe.....................   10   —

à prendre 0,25 à 0,50 centigrammes par jour, dans un verre de lait.

On se trouve bien parfois d'ordonner le chlorhydrate de quinine, à dose faible, 0,30 à 0,50 centigrammes par jour, lorsque le prurigo revient par accès.

2° Dans certains cas, le régime lacté exclusif est très

8.

recommandable, on y ajoutera de l'eau alcaline faible : 1 gramme de bicarbonate de soude par litre, ainsi que les grands bains à prendre, un tous les deux jours, ou même tous les jours, s'il procure du soulagement.

B. 1° Le traitement *local* consiste en des lotions répétées — très chaudes — d'eau de camomille : 15 têtes par litre d'eau. L'eau sera aussi chaude qu'on pourra la supporter.

On peut y ajouter un demi-verre de vinaigre ordinaire, ou d'une solution alcoolique de sublimé à 1 p. 200.

2° Lorsque les démangeaisons sont très vives, on essaiera de les calmer en lotionnant avec la solution suivante :

Borate de soude............	15 grammes.
Chlorhydrate de morphine..	0 gr. 40
Eau......................	200 —

Si les moyens donnés ci-dessus échouent, on essaye d'autres lotions, telles que :

Acide tartrique............	1 à 5 grammes.
Eau.....................	1000 —

ou encore :

Salicylate de soude........	1 à 10 grammes.
Bicarbonate de soude.....	1 à 10 —
Eau....................	1000 —

On saupoudre ensuite avec la poudre :

Sous-nitrate de bismuth....	25 grammes.
Poudre d'amidon..........	100 —

On a conseillé aussi l'emploi de l'huile de foie de morue pure.

Bulkley recommande les lotions avec :

Permanganate de potasse.   10 à 20 grammes.
Eau bouillie..............   1 litre.

Laisser bien sécher. Appliquer ensuite la poudre ci-dessus : bismuth et amidon.

3° Souvent on n'obtient pas de soulagement appréciable, par ces différents traitements, conseillez alors les onctions avec la pommade camphrée ordinaire, — avec une pommade au borate de soude à 4 p. 30, — ou saupoudrer avec l'amidon camphré.

Poudre d'amidon.........   60 grammes.
Poudre de camphre......   2 à 10   —

Adrian recommande le glycérolé au goudron :

Goudron de bois............   1 gramme.
Jaune d'œuf................   n° 1
Glycérine..................   2 grammes.

ou encore :

Goudron de bois :....... ⎫
Huile de cade..........   ⎬ ãã 2 à 4 grammes.
Carbonate de soude.....   ⎠
Vaseline   30   —

Si le prurit est violent et cause des démangeaisons insupportables, tentez de le calmer avec la pommade :

Goudron de bois............   15 grammes.
Alcoolé d'extrait d'opium... XXV gouttes.
Vaseline.. . ...   60 grammes,

4° D'après le Dr A. Heidenhain (de Koslin), le traitement le plus efficace du prurit consisterait à appliquer sur la partie qui est le siège des démangeaisons, des compresses imbibées d'eau *très chaude*, à laquelle pour éviter la macération de l'épiderme, on ajoute une cuillerée à bouche de tannin, par litre. — Le tannin laisse sur le linge des traces indélébiles ; les compresses employées seront donc prises dans du linge usé. — Par ce moyen si simple et si commode, dit notre confrère, on obtient la guérison du prurit dans tous les cas.

5° Le traitement préconisé par le D^r de Bœker est le suivant :

Poudre de talc.............	40 grammes.
Poudre d'amidon ....:.....	40 —
Glycérine..................	20 —
Eau blanche..............	100 —

qu'on additionne de moitié d'eau, à employer en lotions.

6° Le D^r Bœck, de Christiania, recommande un liniment de même formule, et il ajoute que si ce liniment, lors de son application, produit une sensation de brûlure, on peut remplacer la moitié de l'eau de plomb par une solution d'acide borique à 1 p. 100.

Pour l'application, on commence par agiter soigneusement ce mélange, puis à une portion du liniment on ajoute de l'eau froide en quantité suffisante pour le rendre bien fluide. On l'étend alors sur la partie malade avec un tampon de ouate ou un gros pinceau. La couche sèche en quelques minutes.

Cette application fait disparaître les démangeaisons pour quelque temps, et agit aussi comme astringent.

D'après le D^r Bœck, ce liniment donnerait aussi de bons résultats dans les eczémas chroniques, le lichen, le psoriasis avec forte inflammation ; mais il insiste sur ce fait qu'il est tout à fait contre-indiqué et nuisible dans les affections suintantes.

C. 1° Le *prurit anal* se traite surtout par de petits lavements très chauds. Il faudra essayer surtout de régulariser les selles, et le malade n'ira au cabinet qu'après avoir enduit l'anus et son pourtour de vaseline pure.

On ordonnera des lavements huileux pour provoquer des selles très liquides.

L'anus sera constamment poudré de poudre de talc.

Tous les trois jours, on badigeonnera le point malade avec une solution de nitrate d'argent, au 1/20° d'abord, au 1/10° ensuite.

Dans l'anus, on introduira un peu de pommade :

Chlorhydrate de cocaïne..........	0 gr. 01
Chlorhydrate de morphine........	0 — 01
Vaseline........................	30 —

particulièrement avant les selles.

On a préconisé aussi les onctions, matin et soir avec la pommade :

Talc pulvérisé...............	15 grammes.
Bichlorure d'hydargyre.......	0 gr. 50
Vaseline.....................	50 —

Mêlez et porphyrisez avec soin.

La formule de M. Bartholow est la suivante :

Sublimé............................   0 gr. 40
Alun..............................   8   —
Amidon............................   40   —
Eau...............................   1 litre.

F. s. a. pour l'usage externe.

2° Le Dr Samways (de Menton) recommande les simples applications de collodion qui constitueraient un excellent moyen de combattre le prurit anal. Un seul badigeonnage de l'anus suffirait pour faire disparaître les démangeaisons pendant douze à vingt-quatre heures.

Les applications de collodion n'ont que l'inconvénient de produire une cuisson intense de courte durée, qu'on peut calmer par un badigeonnage préalable à la solution de cocaïne :

Chlorhydrate de cocaïne......   1 gramme.
Eau distillée.................   24   —

solution forte, pour anesthésie locale.

On peut aussi essayer, pour calmer le prurit anal, après lavage, d'introduire entre les fesses une compresse de tarlatane trempée dans la solution chaude de tannin : une cuillerée à bouche de tannin, par litre.

D. Quant au *prurit du scrotum*, le premier soin à prendre est d'analyser les urines et d'y faire la recherche du sucre. Toutes les parties malades seront entretenues dans le plus grand état de propreté.

Faire ensuite des lotions très chaudes d'eau boriquée

à 25 p. 1000, — ou de borate de soude, selon la formule de Guéneau de Mussy :

    Borate de soude............   5 grammes.
    Eau de laurier-cerise.......   25   —
    Eau de camomille (15 têtes)..   500   —

plusieurs fois par jour.

On recommande aussi les lotions au borax camphré :

    Borate de soude..........   5 à 10 grammes.
    Alcool camphré..........   20   —
    Eau distillée............   500   —

On saupoudre ensuite avec une poudre isolante :

    Poudre de talc...............   10 grammes.
    Sous-nitrate de bismuth......   10   —
    Poudre d'amidon............   30   —

Il nous reste à parler enfin du traitement des éruptions dues au contact des solutions antiseptiques. (*Semaine médicale.*)

Les solutions d'acide phénique et de sublimé, d'un usage si répandu en chirurgie, provoquent parfois des éruptions fort gênantes. — D'après M. le Dr A. Frickenhaus (de Mulhouse), le meilleur moyen de combattre cette dermatite médicamenteuse, consisterait à badigeonner chaque éruption avec de l'ammoniaque liquide, à l'aide d'un petit tampon de ouate enroulé autour d'une baguette de bois.

Dès que la partie badigeonnée est devenue sèche, on la recouvre d'une couche de collodion. Le prurit cesse aussitôt.

Si les démangeaisons se reproduisaient, on aurait recours à un nouveau badigeonnage à l'ammoniaque, encore suivi d'une nouvelle application de collodion. La desquamation définitive s'effectue au bout de quelques jours.

Les *eaux minérales* à recommander sont : les eaux de *Plombières* (Vosges), bicarbonates alcalins et traces d'arséniate de soude, — pour les *officiers*, les eaux de *Bains* (Vosges), sulfate et carbonate de soude, chlorure de sodium, les eaux de *Luxeuil* (Haute-Saône): 1° eaux chlorurées manganiques ; 2° eaux ferrugineuses.

211. — LICHEN

Le *lichen* se présente sous différentes formes qui ont été bien étudiées ces temps derniers et qui ont donné lieu à une nouvelle classification : le lichen simple, — le lichen scrofuleux, — le lichen ruber, — la névrodermite circonscrite et la névrodermite chronique, de Vidal, — la névrodermite polymorphe, dite prurigo de Hébra.

Nous ne pouvons donner ici que le traitement du lichen simple des anciens : traitement général et local qui présente du reste beaucoup d'analogie avec le traitement du prurigo.

A. *Traitement général.* — Régime alimentaire léger, voire même régime lacté. — Purgatifs légers : 10 à 15 grammes de sulfate de magnésie, tous les trois jours; — ou 1 gramme de rhubarbe par jour, pendant trois, quatre, cinq jours.

Les douches produisent souvent d'excellents effets.

L'huile de foie de morue à haute dose, trois, quatre cuillerées à bouche, avant chaque repas (huit par jour).

Morris a recommandé le traitement au biiodure de mercure et a donné la formule suivante:

Liqueur de Van Swieten.... 30 grammes.
Iodure de potassium....... 2 gr. 50
Eau distillée.............. 250 —

A prendre 2 cuillerées à soupe, matin et soir.

B. 1° *Traitement local*. — Lotions fréquentes à l'eau vinaigrée : 1/2 verre de vinaigre ordinaire par litre d'eau, — lotions à l'eau blanche, — applications de compresses trempées dans la solution de sublimé dédoublé. — On peut aussi essayer des applications d'huile de foie de morue, — d'huile de cade, — d'acide chrysophanique en solution éthérée : 1 gramme d'acide pour 30 grammes d'éther, en surveillant soigneusement leur action pour qu'il n'y ait pas une irritation trop vive de la peau.

Les badigeonnages à la solution de nitrate d'argent au 1/20° ont été aussi recommandés.

2° Si ces différents traitements échouent, on peut faire des applications de tarlatane trempée dans l'eau salée: gros sel de cuisine, 25 grammes pour un litre d'eau, et des savonnages au savon de goudron.

On utilisera aussi la pommade au calomel au 1/30° d'abord, au 1/20° ensuite.

On emploiera la pommade suivante :

Poudre de calomel.......... 4 grammes.
Camphre................... 1 —
Vaseline.................. 30 —

Si on n'obtient pas au bout d'une quinzaine de jours

une amélioration notable, il faudra diriger le malade sur l'hôpital.

Les *eaux minérales* conseillées sont : *Vichy* (Allier), eaux bicarbonatées sodiques ; — pour les officiers: *Ems* (Allemagne, Nassau), eaux bicarbonatées chlorurées sodiques et gazeuses; — *Néris* (Allier), bicarbonates alcalins, sulfate de soude, chlorure de sodium; — *Bagnères-de-Bigorre* (Hautes-Pyrénées), eaux sulfurées sodiques et sulfatées calciques; — *La Bourboule* (Puy-de-Dôme), eaux chlorurées bicarbonatées (arsenicales).

212. — PSORIASIS

Nous ne pouvons traiter dans nos infirmeries que le *psoriasis* à forme discrète, car nous sommes très limités comme médicaments pour le traitement de cette affection.

Dans le cas où le psoriasis est généralisé, ou très enflammé, il y a lieu d'envoyer le malade à l'hôpital.

Le traitement est *général* et *local*, ou *interne* et *externe*.

A. *Traitement interne.* — Il consiste dans un régime alimentaire sévère, d'où seront formellement exclus l'alcool, le café.

On pourra administrer le bromure de potassium à la dose de 4 grammes par jour, si le psoriasis s'est développé à la suite de chocs divers subis par le système nerveux, comme il arrive parfois.

Dans les cas rebelles, les médecins étrangers, en Allemagne, en Danemark, en Suède, ont conseillé l'iodure de potassium à haute dose — de 4 grammes à 30 grammes par jour — à prendre dans du lait.

Nous ne saurions conseiller une pareille médication dans nos infirmeries régimentaires, le malade doit alors aller à l'hôpital.

Disons aussi que le copahu, administré à la dose de 4 à 6 grammes par jour a parfois fait disparaître des poussées psoriasiques.

B. *Traitement externe.* — C'est le seul qui donne de bons résultats.

1º Si le psoriasis *est enflammé :* cataplasmes d'amidon — onctions avec vaseline ou glycérine d'amidon.

    Poudre d'amidon..........   10 grammes.
    Glycérine..................   100   —

Ou bien on emploie la pommade au goudron, à 4 p. 30, — la pommade à l'huile de cade, 1 à 5 p. 30, — la glycérine cadique, ainsi formulée :

    Huile de cade.............   1 gramme.
    Glycérine.................   30   —

Le traitement de Vidal consiste dans l'emploi de la pommade suivante :

    Huile de cade..............   50 grammes.
    Savon noir (pour saponifier).   3   —
    Glycérolé d'amidon.........   50   —

2º Si le psoriasis *n'est pas enflammé,* lavage soigneux des plaques à l'eau boriquée à 4 p. 100, et cataplasmes d'amidon pour faire tomber les plaques.

Ceci fait, on touche avec la pommade :

    Calomel....................   1 gramme.
    Vaseline.,.................   50   —

ou

> Calomel...................... 1 gramme.
> Vaseline.................... 20 —

selon la tolérance.

On obtient de bons résultats en appliquant sur les plaques de psoriasis, où il sera bien maintenu, du coton hydrophile trempé dans du sublimé au 1/1000⁰.

De temps en temps, on savonnera les plaques avec un tampon de ouate hydrophile trempé dans l'alcoolé de Panama, étendu de son volume d'eau.

On peut aussi laisser à demeure sur les plaques de petites rondelles de coton hydrophile enduites d'huile de cade, ou saupoudrées de calomel.

3° Mais le meilleur topique est évidemment l'acide chrysophanique, dont il faut surveiller l'emploi de très près pour éviter des accidents encore assez fréquents : irritations cutanées, — érythèmes, — conjonctivites, — intoxications ?

Il est recommandé de ne jamais s'en servir au cuir chevelu.

Une fois les plaques décapées par les bains et les savonnages, appliquer l'acide chrysophanique sur une ou deux plaques :

> Acide chrysophanique....... 1 gramme.
> Vaseline................... 40 —

Deux applications par jour.

Peu à peu, on en généralise l'emploi quand on a pu en surveiller les effets.

4° On peut aussi en dernier lieu essayer l'huile de

cade pure ou en pommade, selon la formule de Devergie:

    Huile de cade..................... 1 partie.
    Vaseline......................... 2   —

F. S. A.

Le Dr Besnier recommande de badigeonner énergiquement les plaques avec un pinceau trempé dans la solution:

    Acide chrysophanique...... 15 grammes.
    Chloroforme 100   —

Nous avons dit, plus haut, que le copahu — intus — donnait de bons résultats. On peut l'utiliser en applications externes, avec l'émulsion de copahu de Lebœuf.

    Baume de Copahu......... 10 grammes.
    Alcool à 90°............... 50   —
    Alcoolé de Panama........ 50   —
    Eau 400   —

5° M. Gaucher associe l'huile de cade au collodion, ce qui permet de n'appliquer le médicament que sur les points malades, de l'y maintenir, et la préparation ne tache pas le linge.

    Huile de cade,.............. 5 grammes.
    Collodion.................. 15   —

Son application doit se faire de la façon suivante
La plaque étant bien décapée, au moyen d'un pinceau de ouate hydrophile trempé dans le mélange, on

fait un badigeonnage ; au bout de quelques minutes, si le collodion est bien préparé, il se fait une pellicule jaunâtre qui adhère bien à la peau.

Généralement, le malade ne ressent aucune douleur; si toutefois quelques points ont été excoriés, il ressent une sensation de cuisson pendant quelques minutes.

Le lendemain et le surlendemain, la pellicule reste adhérente : quand le malade prend un bain, la pellicule se détache, effet recherché puisque la peau, plus perméable, facilite l'action de l'huile de cade.

Ces applications sont faites tous les deux jours : s'il survenait un peu d'irritation, on les suspendrait jusqu'à ce que le calme soit revenu.

Le traitement dure de deux à six semaines en général.

Les *eaux minérales* recommandées sont : *Barèges* (Hautes-Pyrénées), eaux sulfurées sodiques fortes ; — pour les *officiers : Cauterets* (Hautes-Pyrénées), eaux sulfurées sodiques ; — *Luchon* (Haute-Garonne), eaux sulfurées sodiques faibles.

213. — PITYRIASIS

Le *pityriasis* se présente sous plusieurs formes : pityriasis simplex, ou dartres furfuracées, — pityriasis du cuir chevelu, — pityriasis rosé de Gibert, — pityriasis versicolor.

A. Le *pityriasis simplex*, ou dartres furfuracées de la face, se traite par des lotions d'infusion de camomille : 15 têtes par litre d'eau, — ou d'eau alcaline : 2 grammes de bicarbonate de soude par litre d'eau.

On savonne ensuite avec du savon noir et de l'eau
boratée : 2 grammes de borate de soude dans
300 grammes d'eau.

On peut aussi lotionner le visage avec :

Borate de soude............   10 grammes.
Glycérine officinale.........   50   —

et tous les soirs, on fait une onction sur la face avec
la pommade suivante :

Poudre de tannin............   2 grammes.
Calomel à la vapeur.........   1   —
Glycérolé d'amidon..........   30   —

Le glycérolé d'amidon se prépare en mettant
10 grammes d'amidon dans 120 grammes de glycérine.

B. Le *pityriasis du cuir chevelu* se traite en lotionnant la tête, les cheveux étant coupés ras, avec un
peu d'huile ou de vaseline, et en étalant ensuite sur la
tête une compresse trempée dans la solution suivante :

Borate de soude............   25 grammes.
Éther sulfurique............   25   —
Eau distillée...............   250   —

ou bien, on frictionne la tête deux fois par jour avec
la solution *chaude :*

Liqueur de Van Swieten....   20 grammes.
Eau distillée...............   100   —

On peut employer aussi une des pommades :

Acide chrysophanique....... 1 gramme.
Vaseline.................... 40 —

Mêlez (formule de Neumann) ;

ou

Acide chrysophanique...... 10 grammes.
Chloroforme.............. 100 —

Agitez (formule de Besnier) ;

ou

Huile de cade............. 2 grammes.
Huile d'amandes douces..... 15 —

ou

Calomel................... 1 gramme.
Acide tannique............. 2 —
Vaseline.................. 30 —

Mêlez (formule de Hardy).

C. Le *pityriasis rosé de Gibert* se traite par des savonnages au savon vert et des onctions sur les parties malades avec la pommade :

Soufre pulvérisé............ 5 grammes.
Savon mou de potasse...... 10 —
Vaseline.................. 60 —

Si la peau est irritable, saupoudrer avec de la poudre fine d'amidon.

D. Le *pityriasis versicolor* a son traitement classique avec de la teinture d'iode, appliquée tous les deux jours, jusqu'à ce que l'épiderme se détache, à condition que les plaques ne soient pas trop étendues.

Si les plaques forment de vastes nappes, il est préférable de les savonner avec du savon vert et de l'eau chaude et de laisser sécher la mousse sur la peau.

On peut incorporer au savon vert du sublimé :

Sublimé .... 1 gramme.
Savon vert................. 80   —

en frictions sur la peau sans essuyer.

On emploie ensuite la pommade au calomel au 1/20e, — ou la pommade à l'acide chrysophanique au 1/40e, — ou le collodion suivant :

Acide chrysophanique...... 5 grammes.
Eau et alcool Q. S....... pour liquéfier.
Collodion................. 100 grammes.

Les *eaux minérales* à conseiller sont : les eaux de *Plombières* (Vosges), bicarbonates alcalins et traces d'arséniate de soude ; — et pour les *officiers : Aix-la-Chapelle* (Allemagne), eaux très chaudes sulfurées calciques faibles.

217. — HERPÈS CIRCINÉ, TRICHOPHYTIE, PELADE.

Le traitement de l'*herpès circiné* est relativement simple.

1° Il nécessite un régime rafraîchissant, — de la tisane d'orge, 20 grammes d'orge mondé pour un litre d'eau, en décocté, — des lotions émollientes ;

lotions à la poudre d'amidon, 30 grammes pour 1000;
—à la graine de lin, 20 grammes pour 1 000 en infusion.

2° Les lotions à l'eau blanche étendue de son volume
d'eau, deux et trois fois par jour, donnent de bons
résultats ; — on saupoudre ensuite avec de la poudre
d'amidon.

Dans certains cas, on se trouve bien d'une ou deux
applications de collodion élastique.

Les lotions à l'alcool étendu de moitié d'eau sont
aussi recommandables. On saupoudre avec :

> Poudre de talc............... 15 grammes.
> Poudre d'amidon........... 20   —

On peut essayer aussi des onctions à la simple
vaseline boriquée au 1/20°, — ou à la pommade au
calomel au 1/30°.

Mais le procédé recommandé par Brocq est la friction vigoureuse à la teinture d'iode faite avec un
tampon de ouate assez dur, et renouvelé jusqu'à la
desquamation de la peau.

Les *eaux minérales* à conseiller sont : *Vichy*, eaux
bicarbonatées sodiques ; — pour les *officiers : La Bourboule*, eaux chlorurées bicarbonatées (arsenicales),
parfois *Enghien*, eaux sulfurées calciques.

La tricophytie du cuir chevelu, ou teigne tondante
ne sera jamais soignée dans nos infirmeries. En raison
de la contagion, le malade qui en est atteint sera
dirigé sur l'hôpital où il sera soumis à un isolement
rigoureux.

Le *sycosis* ou tricophytie de la barbe sera traité à
l'infirmerie si l'on n'a affaire qu'à des circinations rares.

Le *traitement* sera le suivant : 1° couper les poils très ras avec des ciseaux courbes, — et badigeonner vigoureusement tous les jours les points malades avec de la teinture d'iode, jusqu'à ce que la peau s'enflamme et se desquame. Pour la nuit, appliquer une couche de vaseline iodée au 1/100ᵉ.

2° A un degré plus accusé, si l'induration est profonde, épiler avec soin toute la circonférence des plaques, — appliquer de la vaseline boriquée ou des cataplasmes boriqués arrosés de quelques gouttes d'alcool camphré, — appliquer ensuite des emplâtres à l'acide chrysophanique au 1/30ᵉ et au 1/10ᵉ ; — et si malgré ce traitement, les indurations ne disparaissent pas, envoyer le malade à l'hôpital où l'on essayera des scarifications ponctuées ou même la curette tranchante.

Nous ne terminerons pas ce chapitre sans parler aussi du traitement de la *pelade* (n° 218), affection qui n'est pas marquée sur la nomenclature n° 4, mais que nous avons cependant la faculté de traiter dans les infirmeries régimentaires.

1° Le traitement *prophylactique* consiste à soumettre le malade à un isolement relatif, en le faisant entrer à l'infirmerie, où il sera placé dans une salle spéciale, et où il sera l'objet d'une surveillance réelle.

2° Le traitement *général* a une certaine importance. L'homme sera soustrait aux fatigues du métier militaire, placé dans les meilleures conditions hygiéniques et soigné par les toniques, le fer, le quinquina, l'huile de foie de morue à haute dose, 6 cuillerées à bouche par jour. On ne négligera pas non plus l'hydrothérapie, facile à appliquer dans nos casernes où partout des bains-douches sont installés.

3° Le traitement *local* est le plus important.

Faire couper les cheveux ras, et les faire raser autour des plaques ; — tous les deux jours, faire une friction vigoureuse du cuir chevelu avec du savon noir et une solution de : sublimé, 1 gramme. — Alcool à 90°, 60 grammes et eau distillée, 200 grammes. — Maintenir sur la tête des compresses imbibées de sublimé au 1/1000e et renouvelées toutes les trois heures, — frictionner les plaques matin et soir avec de l'alcool camphré, — et appliquer, après une dizaine de jours de ce traitement, la pommade à l'acide chrysophanique au 1/30e et descendre progressivement au 1/10e.

Quand le duvet commence à repousser, on l'arrache pour lui donner plus de force.

Un autre traitement a été proposé par notre camarade Toubert, professeur agrégé du Val-de-Grâce. C'est le traitement par le collodion iodé.

Voici la technique, telle qu'il l'a décrit :

A. *Période de début ou d'état stationnaire.*

1° Couper les cheveux ras sur toute la tête afin de découvrir toutes les plaques.

2° Laver le cuir chevelu au savon, puis avec la liqueur de Van Swieten. Assécher les plaques très soigneusement au coton hydrophile.

3° Déposer, avec un pinceau de coton ou de ouate (ne servant qu'une fois), une forte couche de collodion iodé : iode 1 gramme, collodion élastique 30 grammes, débordant légèrement la plaque.

4° Laisser le collodion en place jusqu'à ce qu'il s'écaille ou se détache en partie (quatre ou cinq jours).

A ce moment, si la peau est légèrement irritée, se

contenter de repasser le collodion iodé par-dessus la couche ancienne.

Si la peau n'est pas rouge, enlever le collodion en utilisant un mélange à parties égales d'alcool et d'éther et faire un deuxième badigeonnage sur la plaque nettoyée.

B. *Période de repousse.*

1° Après une série de quatre à cinq badigeonnages (quinze à vingt jours), généralement suffisante (Chatelain) pour la repousse des poils follets, arracher la plaque de collodion avec le fin duvet qui lui adhère, et la remplacer par une nouvelle couche de collodion iodé.

2° Quand les poils follets deviennent plus forts, détacher la plaque de collodion, soulevée par les poils nouveaux, en coupant ceux-ci avec des ciseaux fins (*Arch. de méd. et de pharm. milit.*, t. XXXV, p. 361).

En terminant, citons le traitement de M. Jacquet qui refuse à cette dermatose tout caractère spécifique et parasitaire.

a. Le traitement local aura pour but de rendre aux zones glabres hypotoniques leur force normale : on aura recours au massage cutané qu'on aidera par l'épilation et le brossage vif à la brosse dure imbibée d'un alcoolat quelconque.

b. L'état général sera modifié par l'hydrothérapie froide ou tiède, les grandes frictions tégumentaires, les injections de sérums minéraux, la suppression de tout surmenage intellectuel ou physique, le déplacement (permission).

Lorsqu'un homme a été atteint de pelade, la désinfection de tous ses effets s'impose.

La note ministérielle du 17 août 1891 indique les

procédés à employer pour assurer cette désinfection.

1° *Vêtements.* — Immersion dans l'eau bouillante.

2° *Képis sans carcasse.* — Immersion dans une solution phéniquée à 2 ou 5 p. 100. La durée de l'immersion sera d'une heure si la solution est froide; elle sera au contraire de quinze minutes si la solution est maintenue pendant cet espace de temps à 40°.

3° *Shakos et képis à carcasse.* — Lavage prolongé à la main avec une brosse douce ou une éponge trempée dans une solution phéniquée à 2 ou 5 p. 100 aussi chaude que possible.

Toutes les fois qu'il s'agit d'une coiffure, les parties intérieures de celle-ci devront toujours être dégraissées avant le commencement des opérations de la désinfection.

Literie.

1° *Draps et couvertures.* — Immersion dans l'eau bouillante.

2° *Matelas et traversins.* — Ces objets seront versés à la Compagnie des lits militaires qui en assurera la désinfection de la manière suivante: l'enveloppe des matelas et traversins sera décousue et plongée dans l'eau bouillante; la laine et le crin seront traités par l'acide sulfureux, conformément à la notice n° 2 annexée au règlement du 30 septembre 1886.

La dépense qui résultera de ces différentes opérations devra être imputée sur les crédits du matériel du service de santé.

Une dépêche ministérielle du 14 novembre 1895 signalait le rôle des masques d'escrime dans la propagation de la pelade. En portant cette notion étiologique à la connaissance des médecins, le Ministre rappelait que les masques d'escrime devront être désinfectés suivant les indications de la note ministérielle ci-dessus.

Disons en terminant que les hommes atteints de pelade ne devront jamais être envoyés en permission, car il a été constaté que des soldats, pour obtenir cette faveur, contractaient volontairement cette maladie.

220. — GALE

La *gale* est une affection relativement fréquente chez le soldat, et qui se guérit facilement quand le traitement est appliqué dans toute sa rigueur.

A. Voici le traitement classique :

1º Frictionner complètement le malade, sur tout le corps, pendant vingt minutes, avec du savon noir et de l'eau tiède.

2º Faire prendre ensuite un bain tiède de trois quarts d'heure, à la suite duquel nouvelle friction avec un linge dur pour bien ouvrir tous les sillons.

3º Enfin frictionner pendant vingt minutes tout le corps avec la pommade d'Helmerich (pommade antipsorique).

Il est absolument indispensable que ces frictions se fassent très sérieusement, et pendant tout le temps indiqué.

Le malade sera aidé dans ses frictions par un infirmier pour faire la frotte du dos, des parties du corps que le malade ne saurait atteindre, et il ne faut pas oublier les plis fessiers, les creux de l'aisselle, les espaces interdigitaux et la plante des pieds.

Quand ces opérations sont terminées, le malade reste ainsi oint pendant vingt-quatre heures, et le lendemain, on lui fait prendre un grand bain (d'amidon si possible). On continue les grand bains tous les jours jusqu'à la disparition de tous les symptômes.

On a profité du séjour du malade au lit pour faire désinfecter tous ses vêtements et tout son linge de corps. Après son grand bain, il change complètement de linge et de vêtements, et sa literie est aussi renouvelée.

Tout son linge, flanelles, caleçons, chaussettes, les habits, les draps, la couverture seront passés à l'étuve. Les objets de moindre importance, comme les gants, la paille des paillasses seront brûlés.

Il ne faut pas oublier non plus que souvent les démangeaisons persistent alors même que tous les acares sont détruits, il faut donc continuer les bains et les applications émollientes pour calmer l'irritation de la peau.

B. On a conseillé aussi des frictions avec du pétrole, ou des lotions avec du savon et de l'eau au sublimé au 1/1000ᵉ, sur les parties atteintes, mais nous ne saurions recommander ces moyens, assez infidèles du reste.

Nous insisterons sur la désinfection parfaite de *tous* les vêtements et de *tout* le linge, sans quoi on s'expose à de fréquentes récidives... (Consulter la notice n° 7, sur les désinfections, du Règlement sur le Service de Santé à l'intérieur, p. 261).

Pédiculose. — 1° Signalons ici le traitement de la

phtiriase du cuir chevelu, et de celle du pubis, avec
la formule :

Bichlorure d'hydaryre.........	0 gr.	25
Glycérine...................	40	—
Alcool camphré.............	175	—

Frotter vigoureusement après avoir coupé cheveux
ou poils.

On prendra pendant quelques jours les plus grands
soins de propreté, et on lavera la tête ou le pubis
avec du savon noir pour mieux détacher et détruire
les lentes.

2° Les poux du corps seront traités par des bains,
des douches, des soins généraux de propreté, et le
linge de corps ainsi que les vêtements seront soigneusement désinfectés à l'étuve, comme il est dit plus
haut.

221. — CLOU DE BISKRA, DE GAFSA

D'après M. Moty (*Bulletin de la Société de Derma-
tologie*, 6 avril 1893), à l'aide d'un pansement de sublimé au 1/1000°, on réussit à arrêter l'évolution du
clou de Biskra.

Si la lésion est ancienne, on détache la croûte, puis
on applique sur l'ulcère une mince couche de poudre
de calomel, que l'on recouvre de tarlatane ou de gaze
trempée dans l'eau boriquée. On renouvelle le pansement le lendemain, et on continue le traitement avec
la solution ordinaire de sublimé.

Dans le pays où la maladie est endémique, il est

bon, comme moyen prophylactique, de protéger par un pansement les excoriations de la peau.

D'après M. le Dr E. Vidal, le traitement du *clou de Gafsa* doit consister en une expectation pure et simple, la guérison s'effectuant généralement sous la croûte.

On a conseillé la cautérisation au fer rouge dès les premiers symptômes du mal.

D'après Ranking, l'emploi de la quinine amènerait sûrement la guérison.

ONZIÈME SECTION

MALADIES VÉNÉRIENNES

223. Syphilis : *a*, primitive ; *b*, secondaire. — 224. Chancre mou : *a*, simple ; *b*, compliqué (adénite). — 225. Blennorragie : *a*, simple ; *b*, compliquée (épididymite).

223. — SYPHILIS : *a*, primitive ; *b*, secondaire.

A. *Syphilis primitive.* — La syphilis primitive se caractérise toujours par un chancre induré qui est la porte d'entrée de la vérole et qui se présente le plus généralement sur la verge. Il ne faudrait pas oublier cependant que le chancre induré peut être observé à l'anus, sur la face, sur les lèvres et sur la langue.

Le traitement de ce chancre primitif est d'ordinaire assez simple. Il faut avoir soin, dès qu'un malade se présente avec une ulcération douteuse de la verge, de la nettoyer très soigneusement, sans cependant l'irriter, et d'y appliquer le traitement suivant :

1° Lotions locales d'eau boriquée, trois et quatre fois par jour, — ou mieux bains locaux boriqués, de un quart à une demi-heure chacun, trois fois par jour.

2° Les bains ou lotions terminés, tamponnez légèrement l'ulcération chancreuse avec un tampon de ouate hydrophile, ou un peu de charpie, trempé dans la solution de sublimé au 1/1000°.

3° Ceci fait, on applique un pansement, après avoir protégé la plaie sous un petit nuage de poudre d'iodoforme, de gaze trempée dans la solution de sublimé au 1/1000°, pansement que l'on renouvelle toutes les vingt-quatre heures, jusqu'à ce que la cicatrisation soit obtenue.

Je me suis toujours très bien trouvé d'employer non pas de la poudre d'iodoforme pure, mais un mélange à parties égales de calomel et d'iodoforme. La cicatrisation m'a paru toujours se faire plus rapidement sous ce mélange.

Les malades et les médecins aussi, ont une grande propension à cautériser fréquemment les chancres syphilitiques avec le crayon ou la solution de nitrate d'argent. C'est là une pratique fâcheuse. Le professeur Fournier recommande de ne faire usage de nitrate pour le traitement du chancre induré que dans deux circonstances : 1° quand, à la période terminale du chancre, on observe un temps d'arrêt dans le processus de réparation ; 2° quand on a affaire à un chancre à gros néoplasme : quoi qu'on fasse, cette espèce restant souvent stationnaire pendant quatre et cinq semaines.

Dans les deux cas, les cautérisations au nitrate d'argent modifient la surface du chancre et en favorisent la cicatrisation.

En dehors de ces deux cas bien nettement définis, n'employons jamais le nitrate d'argent.

Lorsque le chancre est sous-préputial, qu'un phimosis antérieur ne permet pas de découvrir le gland et de mettre à nu l'ulcération pour y faire le pansement direct, à ciel ouvert, il y a lieu de faire prendre au malade des bains locaux à l'eau boriquée *chaude*, mais alors très prolongés, de une heure environ, et trois fois par jour.

Pendant ce bain, le malade fera des tentatives répétées pour alternativement tirer et relâcher le prépuce sur le gland, afin de faire mieux pénétrer l'eau boriquée chaude sous le prépuce et, autant que possible, entraîner mécaniquement tous les produits septiques qui ont tant de tendance à séjourner dans ces coins borgnes.

Lorsque les bains seront pris avec soin, on pourra aider à la cicatrisation du chancre, en injectant tous les trois jours, à l'aide d'une seringue en verre, une solution de nitrate d'argent au 1/100ᵉ, entre le gland et le prépuce. Ici, le traitement argentique est justifié, puisque, en raison du phimosis, on n'a pas d'autre moyen d'action.

On aura soin de très bien laver et nettoyer le piston de la sonde après chaque injection.

On recommande aussi, si la cicatrisation est assez lente, de l'exciter un peu en touchant le chancre avec un tampon de ouate hydrophile trempé dans la teinture d'iode.

On peut avoir avantage dans certains cas, de faire la circoncision.

On s'est demandé bien souvent si on n'aurait pas intérêt à pratiquer l'excision du chancre, pour supprimer la maladie et éviter les accidents ultérieurs. On est d'accord à reconnaître aujourd'hui que cette méthode, préconisée par Jean de Vigo, dès 1514, reprise en 1877 par Auspitz, de Vienne, ne donne aucun résultat satisfaisant : la syphilis est depuis longtemps dans le sang, quand apparaît le chancre ; le chancre n'est que la première manifestation de la maladie déjà généralisée.

La syphilis est dès l'apparition du chancre une maladie générale qui poursuivra son évolution et présentera ses phases successives qu'il faut traiter.

L'excision doit donc être rejetée comme moyen *curatif* de la syphilis ; tout au plus peut-elle être recommandée, quand elle peut se faire très aisément, sans délabrement, pour remplacer par une plaie simple, une plaie infectée et contagieuse. Nous ne la recommandons pas.

Le chancre anal, le chancre buccal se traitent de même façon que le chancre de la verge, en multipliant toutefois les mesures de propreté locale.

B. *Syphilis secondaire*. — Le diagnostic une fois posé d'une façon ferme, quand doit-on commencer le traitement général ? Il faut le commencer *sans tarder*, dans l'intérêt même du malade.

Le traitement sera le suivant :

Repos autant que possible. — Exercice physique modéré. — Suppression complète de tabac et d'alcool, causes fréquentes de la multiplication des plaques muqueuses buccales.

Si le malade a mauvaise mine, s'il présente des signes d'anémie, s'il est travaillé par la syphilis, il faut le faire entrer à l'infirmerie pour mieux le surveiller ; on lui évitera ainsi les marches, les manœuvres fatigantes, on lui donnera une nourriture plus substantielle, on lui fera suivre le traitement rationnel, tout en l'éloignant momentanément de ses camarades.

L'hygiène alimentaire sera la première base du

traitement. Ensuite, on administrera au malade la liqueur de Van Swieten, une cuillerée à bouche tous les matins dans du lait.

Si elle est bien supportée, en donner après quatre ou six jours, deux cuillerées à bouche, toujours dans du lait, chose essentielle pour qu'elle soit mieux tolérée par l'estomac, et un peu avant les repas.

Si la liqueur de Van Swieten est mal tolérée, on fera prendre des pilules de protoiodure de mercure — qui sont délivrées de 25 milligrammes — d'abord une par jour, puis au bout de quatre jours, deux par jour, toujours dans du lait.

Il est nécessaire, je le répète, que toutes ces préparations mercurielles soient prises avec du lait, pour permettre la tolérance de l'estomac qui, sans cette précaution très simple, se révolterait vite et causerait une répugnance absolue du médicament.

Le lait, en effet, transforme le sublimé en albuminate de mercure et le rend moins offensant pour l'estomac.

De plus, il est sage de faire prendre le médicament devant le médecin. Les malades, trop souvent quand on leur donne une pilule de protoiodure, la jettent dans la cour, — la mettent dans leur porte-monnaie (j'en ai vu jusqu'à sept!), ou la dissimulent dans un coin de la bouche. Il est donc de toute nécessité de leur faire comprendre qu'ils doivent se soigner, et s'assurer *de visu* que la pilule est avalée.

Ce traitement sera institué vingt jours par mois. Les dix autres jours, repos. Et on le continuera ainsi de douze à dix-huit mois pour les accidents secondaires.

Pendant tout le cours du traitement mercuriel, le malade prendra de fréquents gargarismes au chlorate de potasse, à 4 grammes pour 250 grammes d'eau; et si même il y a de la gingivite accusée, malgré ces gargarismes, il prendra, à l'intérieur, 2 grammes de chlorate de potasse par jour, dans 100 grammes d'eau. Il ne faudra jamais dépasser cette dose de chlorate de potasse par jour, à l'intérieur, pour éviter l'empoisonnement, ainsi que le fait a été observé, il y a quelques années, chez un homme qui avait sucé de 20 à 25 grammes de chlorate de potasse dans vingt-quatre heures : il en est mort.

Et dans le cas où il y a une stomatite mercurielle développée, ce qu'il importe d'imposer au malade, ce sont les soins de propreté de la bouche. Une brosse à dent semble prévenir presque à coup sûr la stomatite mercurielle, comme s'il en existait deux facteurs : 1° l'élimination du mercure par la voie buccale; 2° les résidus alimentaires, jouant le rôle de ferments.

De cette manière, le chlorate de potasse agit à titre d'antiseptique et d'antifermentatif.

Si, pour une raison ou pour une autre, en particulier, si le tube digestif ne peut pas tolérer le mercure, la méthode que l'on doit employer pour l'absorption mercurielle est celle des frictions avec la pommade mercurielle.

On fait une friction mercurielle par jour, le soir de préférence, et d'après certains auteurs auxquels je me rallie volontiers, l'absorption est bien plus sûre et plus fidèle par cette voie cutanée que par la voie digestive.

On se conformera pour les détails de la friction mercurielle aux conseils énoncés à la notice IV.

On fera alternativement ces frictions sur les jambes, les cuisses, les avant-bras, — en réservant la face interne des bras et les parties latérales du tronc pour y faire des frictions, si la peau d'un des membres vient à s'enflammer.

Ces frictions seront faites pendant dix jours, puis suspendues de quatre à dix jours selon l'intensité des symptômes syphilitiques, puis seront reprises... et ainsi de suite pendant six, huit, dix mois.

Inutile d'ajouter que, pendant toute cette période, le malade continuera les gargarismes de chlorate de potasse, fréquents, ainsi qu'il a été dit ci-dessus.

Nous pouvons être appelés à soigner des soldats en puissance de syphilis depuis deux, trois, quatre ans peut-être avant leur arrivée au corps, et présentant dès lors des accidents de syphilis secondaire déjà anciens. Dans ce cas, il est indiqué de donner de l'iodure de potassium à la dose de 2 et 4 grammes par jour (bien qu'en France, l'iodure de potassium soit généralement réservé aux accidents tertiaires), et associé à la liqueur de Van Swieten :

Liqueur de Van Swieten.....	200	grammes
Iodure de potassium........	50	—
Eau........................	750	—

Une cuillerée contient 1 gramme d'iodure et 4 milligrammes de sublimé.

Disons cependant qu'il est admis aujourd'hui d'administrer l'iodure de possium, dans certains cas, en même temps que s'établit le traitement mercuriel, lorsque, par exemple, l'induration chancreuse est énorme, — lorsque l'adénopathie est très développée, — lorsqu'il y a des plaques pharyngées avec hypertrophie amygdalienne chronique très développée, —

lorsque enfin le malade accuse de la céphalalgie et des douleurs ostéocopes, premiers symptômes de la période tertiaire.

Dans ce cas, il est de nécessité d'ordonner 2, puis 4, puis 6 grammes d'iodure de potassium par jour. L'adjonction d'iodure de potassium au mercure est surtout utile, quand, par suite d'ignorance de la maladie, le malade n'a subi aucun traitement mercuriel antérieur, fait sur lequel insistait Velpeau.

Nous avons tous été appelés à soigner, au régiment, des *laryngites syphilitiques*, qui sont justiciables du même traitement spécifique. On insistera sur le traitement de l'état général, — on prescrira les pilules de protoiodure de mercure, — les frictions mercurielles sur la face antérieure du cou, avec les gargarismes chloratés fréquents. A l'intérieur, on ordonnera 1 gramme de chlorate de potasse, que l'on alternera avec le gargarisme suivant :

Teinture d'iode............   4 grammes
Eau distillée..............   400   —

Si la muqueuse est tuméfiée, on peut prescrire l'iodure de potassium — 2 à 4 grammes par jour; — ou la liqueur de Van Swieten, une cuillerée à bouche par jour.

Le traitement que nous venons d'exposer est applicable, pour ainsi dire, à tous les cas de syphilis que nous, médecins militaires des corps de troupes, sommes appelés à soigner chez nos soldats.

Il peut être continué pendant les trois années de présence au régiment, et, selon les cas qui sont laissés à l'appréciation du médecin, il sera mercuriel, —

ou ioduré, — ou mixte, selon l'âge de la maladie, selon l'individu, selon le terrain sur lequel elle évolue.

Disons enfin qu'il y a lieu de traiter localement les manifestations cutanées de la syphilis, tout en continuant le traitement général. — Ce traitement local est indispensable, ainsi que le démontre l'expérience faite dans le service du professeur Lewin, à Berlin : une roséole est traitée par des frictions mercurielles sur une moitié du corps : elle disparaît trois semaines plus tôt que la roséole de l'autre moitié non traitée.

Le premier soin à prendre est l'extrême propreté pour les syphilides anales, buccales ou génitales, — on lotionnera les syphilides avec une solution de sublimé étendue de trois fois son volume d'eau, — puis on les saupoudrera avec de la poudre de talc ou de sous-nitrate de bismuth.

Si les surfaces sont suintantes, il suffira de les toucher de temps en temps avec la solution de nitrate d'argent au 1/50e, ou à la teinture d'iode.

Les syphilides squameuses se traiteront par le décapage de la peau à l'aide de bains savonneux et des applications de rondelles d'emplâtre mercuriel.

La syphilide palmaire psoriasiforme se traite avec l'huile de cade associée à l'onguent napolitain.

Huile de cade	2	grammes.
Onguent napolitain	2	—
Vaseline	30	—

Cette pommade est très recommandée.

On traitera les plaques muqueuses buccales par des gargarismes très fréquents, et des attouchements au nitrate d'argent au 1/50°.

Pour terminer, disons qu'il y a grand intérêt, pour que le traitement soit régulièrement continué, à ce que les médecins des corps de troupes tiennent un *État particulier* des hommes atteints de syphilis qui sont au régiment.

Il ne saurait être question d'encourir ici le reproche de violer le secret professionnel, en tenant cet état nominatif des hommes qui ont besoin d'un traitement spécifique. — Le mot syphilis est écrit en toutes lettres dans nos nomenclatures, sur les cahiers de visite — sur les registres de l'infirmerie — sur les billets d'hôpital — sur les registres d'entrée et de sortie... en face du nom du malade. — Cette maladie n'est donc jamais un secret — à proprement parler — au régiment. — Pour plus de garantie, le médecin-major, chef de service, peut établir cet état et le garder sous clef, dans un tiroir de son bureau, — avec d'autres papiers confidentiels ; mais j'estime, dans l'intérêt même du malade, qui sera ainsi assuré d'un traitement sérieux pendant son passage au régiment, que les médecins doivent établir cet état et le tenir constamment à jour.

Cet état portera, par compagnies, escadrons, ou batteries, les hommes atteints de syphilis et qui *doivent* suivre un traitement spécifique.

Le médecin se rendra compte, d'un simple coup d'œil, du traitement ordonné, — de sa régularité, — de son efficacité, et il aura conscience de remplir un devoir social en traitant non seulement un soldat, mais un malade, qui a *besoin* d'être traité.

Cet état pourrait être établi d'après le modèle suivant :

1re compagnie.	X..	Chancre induré de la verge. Infirmerie(ou hôpital du au).	Traitement : 40 frictions mercurielles du au . 70 pilules de protoiodure de Hg, du au Iodure de potassium, 4 grammes par jour du au .
	Y..	Porteur d'un chancre syphilitique à l'incorporation. Infirmerie du au .	60 pilules de protoiodure. Accidents secondaires peu accusés. Quelques plaques muqueuses buccales : Gargarismes iodés. Liqueur de Van Swieten, du au .
	Z..	Chancre ancien de la verge près du frein. Avant l'incorporation.	N'a encore suivi aucun traitement. Traitement commencé le . 1 cuillerée à bouche, liqueur de Van Swieten jusqu'au . Amélioration le 4e mois.

Je vais donner, en terminant, le résumé du traitement de la syphilis.

Il est entendu que le traitement général ne doit commencer que lorsque le diagnostic est certain.

Hygiène sévère, — aucun excès, — pas d'alcool, — peu de tabac, — exercice modéré, — traitement tonique général, particulièrement ferrugineux.

Première année. — Traitement mercuriel pendant un mois — repos : quinze jours ; — reprise du traitement mercuriel un mois, — repos : quinze jours.

Après le premier semestre, traitement mercuriel, vingt jours, repos : dix jours. Ainsi de suite pendant les six derniers mois.

Deuxième année. — Premier semestre : Traitement mercuriel pendant quinze jours, et repos quinze jours tous les mois.

Deuxième semestre : Traitement mercuriel dix jours, et repos vingt jours.

Troisième année. — Premier trimestre : Traitement mercuriel vingt jours, repos dix jours au premier mois — Traitement ioduré vingt jours — et repos dix jours au deuxième mois et tout le troisième mois.

Deuxième trimestre : Traitement mercuriel quinze jours — repos quinze jours au premier mois — traitement ioduré quinze jours, et repos quinze jours au deuxième mois et tout le troisième mois.

Troisième trimestre : Traitement mercuriel dix jours — repos vingt jours au premier mois — traitement ioduré quinze jours, et repos quinze jours au deuxième mois et tout le troisième mois.

Quatrième trimestre : Même traitement.

Quatrième année. — Traitement ioduré pendant quinze jours tous les deux mois.

Cinquième année. — Traitement ioduré pendant quinze jours tous les trimestres.

Et si l'on veut éviter dans l'avenir tout accident tardif, il faudra prévenir le malade qu'il doit suivre — pendant toute sa vie — ce traitement ioduré trimestriel, sinon quinze jours, tout au moins huit jours, d'une façon scrupuleusement régulière.

224. — CHANCRE MOU : *a.* simple; *b.* compliqué.

A. *Chancre mou simple.* — Le chancre mou simple est dû à un bacille spécial, découvert par Ducrey en 1889.

L'indication thérapeutique essentielle est de détruire la virulence du chancre, et de le panser ensuite comme une plaie simple.

La ligne de conduite à tenir est la suivante : — Éviter soigneusement toute irritation de la plaie. — Cette plaie sera lavée, trois fois par jour, avec de l'eau boriquée très chaude, ou mieux encore, on fera prendre au malade des bains de verge — trois fois par jour, d'une demi-heure — dans de l'eau boriquée de 40° à 42° environ. — Le Dr Aubert (de Lyon) a en effet démontré que l'emploi de l'eau très chaude détruisait rapidement la virulence du chancre.

Ces lotions ou ces bains terminés, on essuie légèrement la plaie avec un tampon de coton hydrophile, et on saupoudre le chancre d'iodoforme. Par-dessus, un peu de gaze et un léger pansement.

Très souvent, le chancre se trouve près du frein ou sur la couronne du gland ; il y a dès lors une précaution *essentielle* à prendre : celle de bien isoler le chancre des parties voisines pour éviter l'auto-inoculation. — Il n'est pas rare d'observer, en effet, l'inoculation directe d'un chancre du gland sur la partie du prépuce en contact immédiat avec lui. — Il faudra donc, dans tous les cas, faire décalotter le malade, si possible, — et interposer, après saupoudrage à l'iodoforme, de la gaze, ou un linge fin bien taillé en collerette, ou une couche très mince de coton hydrophile entre le gland et le prépuce. — Le malade recalottera de suite après l'application du pansement pour éviter le paraphimosis.

Au lieu d'iodoforme, j'ai employé avec succès un mélange à parties égales, de poudre de calomel et de poudre d'iodoforme, placé dans un petit flacon à verre jaune, dont le goulot est muni et recouvert d'une lamelle de gaze maintenue par un petit caoutchouc; cela me sert de saupoudreur.

Ce mélange m'a toujours donné les meilleurs résultats et il me semble que la cicatrisation s'obtenait ainsi plus rapidement qu'avec l'emploi de l'une ou de l'autre de ces poudres, appliquée seule.

Si le chancre a peu de tendance à se cicatriser, on peut le toucher avec la solution suivante de Rollet:

> Perchlorure de fer........... 12 grammes.
> Acide tartrique.............. 4 —
> Eau......................... 24 —

qui a la propriété d'exciter la surface du chancre.

Rollet a lui-même modifié sa formule, et a conseillé aussi :

> Acide chlorhydrique.......
> Acide tartrique........... $\widetilde{aa}$ 4 grammes.
> Perchlorure de fer........
> Eau distillée............... 30 —

à employer comme topique, pour favoriser la cicatrisation.

Ricord a recommandé la solution de tartrate ferrico-potassique : 30 grammes à mettre dans 200 grammes d'eau distillée contre le chancre mou dont la cicatrisation est lente. En même temps, alors que la charpie imbibée dans la solution était appliquée sur le chancre, il faisait prendre au malade, une cuillerée à bouche de cette même solution dans de l'eau sucrée.

D'après Guiseppe, le salicylate de soude serait un excellent topique du chancre mou.

J'ai parlé plus haut de l'action modificatrice puissante exercée sur le chancre par la chaleur. M. le Dr Malherbe (de Nantes) a utilisé cette action en procédant de la façon suivante :

La surface chancreuse étant d'abord parfaitement asséchée avec un tampon de coton hydrophile, on approche la grosse lame du thermo-cautère Paquelin, chauffée au rouge, à quelques millimètres de l'ulcère sans y toucher. — En très peu de temps, des stries sanguinolentes apparaissent à la surface du chancre mou. — Il faut alors s'arrêter. — Le chancre se trouve dès lors transformé en une plaie simple qui guérit rapidement sous un pansement pulvérulent quelconque, dans l'espace de huit à quinze jours.

La douleur provoquée par cette exposition à la chaleur rayonnante est généralement supportable. On pourrait toutefois l'atténuer en badigeonnant au préalable la plaie chancreuse avec une solution de cocaïne.

Lorsque le chancre se trouve au méat, il est inutile de dire qu'il faut formellement s'abstenir de pousser des injections ou d'introduire des sondes pour éviter les inoculations profondes.

Quand le chancre se complique de phimosis, le malade prendra des bains locaux boriqués très fréquents, toutes les trois ou quatre heures, à la suite desquels, il fera un lavage avec une solution de nitrate d'argent au 1/100e entre le gland et le prépuce.

On ne négligera pas d'améliorer l'état général des malades, la débilitation étant une des causes qui favorisent le phagédénisme.

Dans le cas où le chancre deviendrait phagédénique : il n'y a pas à hésiter, il faut envoyer le malade à l'hô=

pital où il suivra le traitement énergique que nécessite son état.

B. La complication la plus fréquente du chancre simple est l'*adénite chancreuse*, et *le bubon*.

Le bubon est l'adénite simple qui complique assez souvent le chancre mou ; mais, contrairement à ce qu'on croyait autrefois, la majorité des bubons ne deviennent pas chancreux ; ainsi que l'a démontré le professeur Straus, le pus du bubon n'est pas chancreux, il le devient, dans la proportion de 15 p. 100 environ, par suite de l'inoculation de la plaie par les mains des malades, — les cataplasmes, — les objets de pansement.

Le traitement du bubon ne se différencie pas du traitement des adénites en général.

On peut essayer de le faire avorter par des moyens ordinaires : repos au lit, applications de compresses très chaudes, frictions à la pommade mercurielle.

Mais ne nous attardons pas à ces moyens, dès que le ramollissement est manifeste, il faut ouvrir sans retard pour éviter les décollements.

Donc, rasons les poils, approprions soigneusement la région qui sera savonnée et lavée à l'alcool, à l'éther, au sublimé au 1/1000°, puis nous ferons une incision, — non pas *parallèle*, comme cela s'est fait longtemps, — mais bien *perpendiculaire* au pli de l'aine, cette incision portera du milieu du bubon à sa partie déclive, et l'abcès sera entièrement vidé. — Nous ferons dans la poche, à l'aide d'une petite seringue, deux ou trois fois rechargée, un bon lavage à la liqueur de Van Swieten, ou mieux à la solution de nitrate d'argent au 1/30°. — Après deux minutes, nous assècherons avec un tampon de ouate hydrophile, et on fera un pansement à la poudre d'iodoforme et à la gaze imbibée de sublimé. Pansement ordinaire.

Il sera bon, en raison de la douleur causée par l'injection de la liqueur de Van Swieten, de faire préala-blement une application, pendant cinq minutes, de solution cocaïnée à 5 p. 100.

Si le bubon est ulcéré, s'il présente des décollements, si l'adénite devient chancreuse et a mauvais aspect, le malade sera dirigé sur l'hôpital.

Quand et comment faut-il ouvrir un bubon suppuré, et jusqu'à quel moment peut-on tenter d'obtenir la résolution de cette tumeur ganglionnaire? Les avis sont partagés. M. le Dr Touren, médecin de la marine, a donné cette opinion (*Semaine médicale*, 1898), que nous résumons, fondée sur une cinquantaine d'observations personnelles.

Si le début du bubon ne remonte pas à plus de sept jours (extrême limite), on peut espérer en obtenir la résolution par le repos absolu en décubitus horizontal et l'application de compresses boriquées chaudes, recouvertes d'un tissu imperméable, surtout si des onctions à la pommade mercurielle n'ont pas été employées auparavant, si le malade n'est pas surmené et est de bonne constitution.

Si au bout de quelques jours l'adénite ne retrocède pas, et qu'on observe alors un point œdémateux très circonscrit, indice que la suppuration a commencé, il faut pratiquer au bistouri une ponction perpendiculaire au grand axe du bubon. Le pus est évacué par compression et M. Touren lave la cavité de l'abcès avec de la liqueur de Van Swieten, et pansement iodoformé.

Si la collection purulente, après le septième jour, n'est plus aussi bien limitée, il conseille après avoir

exprimé le pus, de pratiquer une injection modificatrice avec un mélange de une partie de teinture d'iode
iodurée pour deux parties d'eau ; par-dessus la plaie,
un nuage d'iodoforme, et un spica légèrement compressif. Tous les trois jours, toucher la plaie avec de
la teinture d'iode pure.

Si les bubons datent de deux semaines et davantage,
attouchement au thermo-cautère tous les quatre jours
— badigeonnage à la teinture d'iode — administration
d'huile de foie de morue — d'iodure de potassium
2 grammes par jour — et s'il y a lieu envoi aux bains
de mer.

225. BLENNORRAGIE : *a*, simple ; *b*, compliquée.

La *blennorragie* est une maladie infectieuse, primitivement
localisée, mais qui peut donner lieu à des complications à
distance.

Elle est causée par un gonocoque découvert par Neisser
(1879-1882) qui se localise d'abord dans l'urètre antérieur,
mais progresse petit à petit dans la profondeur du canal pour
aller infecter l'urètre postérieur et déterminer des troubles
du côté de la prostate, du côté de la vessie, plus loin encore
du côté des testicules, d'où les *prostatites*, les *cystites*, les
épididymites d'origine blennorragique, et que nous pouvons
soigner dans nos infirmeries régimentaires, à condition toutefois que les symptômes n'acquièrent pas un réel degré
d'intensité, auquel cas s'impose l'envoi du malade à
l'hôpital, nos moyens d'action étant trop limités dans nos
infirmeries.

Ajouterai-je qu'en cas de *rhumatisme* blennorragique,
l'envoi à l'hôpital est nécessaire ?

Je ne parlerai pas ici de tous les moyens de traitement, anciens et nouveaux, qui ont été proposés pour

le traitement de la blennorragie. Ils sont trop nombreux et encore trop discutés à l'heure présente, quant à leur efficacité réelle ; je me contenterai d'énumérer ceux que nous pouvons utiliser dans les corps de troupes, et ferai une sélection parmi ceux qui paraissent donner les résultats les plus favorables.

Traitement abortif. — Peut-on faire avorter la blennorragie? Question fort importante dont on s'est beaucoup occupé, et grâce aux nombreuses recherches et expériences faites par M. Diday, l'efficacité du traitement abortif semble démontrée aujourd'hui. « Au début, dit M. Diday, toute blennorragie est abortible.»

Mais pour obtenir un résultat, il faut prendre la blennorragie tout à fait à son début, lorsque l'écoulement est à peine coloré, plutôt muqueux que purulent, lorsque les bords du méat sont à peine teintés d'une légère rougeur érythémateuse. — S'il se forme une goutte de pus, bien franche, trois ou quatre heures après la miction, si on éprouve un léger picotement au niveau de la fosse naviculaire, il est déjà bien tard pour tenter le traitement abortif.

Du reste, dans nos régiments, nous aurons bien rarement l'occasion de chercher à faire avorter une blennorragie. — Le soldat attend qu'un écoulement soit bien accusé avant de se présenter à la visite; il attend toujours trop longtemps, et le plus généralement il nous sera impossible d'appliquer le traitement abortif.

Si toutefois l'occasion s'en présentait, voici ce qu'il faudrait faire : On lave soigneusement le gland et le prépuce, on fait uriner le malade, et on fait dans l'urètre antérieur soit une injection, soit un lavage d'après les procédés recommandés.

Ici, je suis obligé d'ouvrir une parenthèse : Depuis quelques années, la technique de la thérapeutique des écoulements urétraux s'est complètement modifiée : aux modestes et timides injections faites avec la classique petite seringue en verre, on a substitué les grands lavages de l'urètre, faits à l'aide du bock à injection d'Esmark, — de l'irrigateur émaillé, — d'un réservoir enfin muni d'un tube de caoutchouc de 2 mètres terminé par une canule en verre à bout conique.

Nous avons dans nos infirmeries tout ce qu'il faut pour traiter convenablement la blennorragie, d'après les méthodes les plus récentes, sublimé — permanganate de potasse — tout, excepté cependant le récipient indispensable pour contenir ces solutions.

En effet, le tableau indiquant « les objets de pansement et le matériel que les corps de troupes sont autorisés à tirer des Établissements du Service de Santé pour les besoins des infirmeries régimentaires » ne comporte ni bock d'Esmark, ni irrigateur émaillé. On n'y trouve que la « seringue en verre pour injection avec étui ». C'est évidemment trop peu à l'heure actuelle, et c'est une lacune, dans notre matériel, qu'il serait indispensable et urgent de combler.

Toutefois on peut y remédier en utilisant un flacon-poudrier de un litre ou de deux litres qui sera *bien* bouché avec un *bon* bouchon de liège ou de caoutchouc. Ce bouchon sera percé de deux trous : dans l'un, passera un tube en verre assez long pour atteindre presque le fond du flacon poudrier. Il est destiné à laisser passer l'air : c'est assez dire que quand le flacon sera renversé, l'extrémité de ce tube en verre dépassera quelque peu le niveau de la solution contenue dans le flacon. Dans le second trou, se placera un tube en verre plus petit, à l'extrémité extérieure duquel sera attaché un tube en caoutchouc aboutissant à une canule en verre terminée par un bout conique, que l'on saura se procurer aisément.

On remplit aux trois quarts le flacon poudrier de la solution voulue, on le bouche hermétiquement, on le retourne tout en maintenant le bouchon avec le pouce, et on a créé ainsi un *bock de fortune*.

Nous admettrons donc que nous avons à notre service cet instrument indispensable, et nous continuons l'étude du traitement abortif de la blennorragie.

Quelques auteurs recommandent les lavages de l'urètre avec une solution de *permanganate de potasse*, c'est la méthode de M. Janet. Le traitement doit durer huit jours :

Premier jour : deux lavages, le premier le matin avec une solution d'un litre contenant 0,50 centigrammes de permanganate; le deuxième, le soir, avec une solution d'un litre contenant 0,25 centigrammes de permanganate.

Deuxième jour : deux lavages par jour avec les mêmes solutions.

Troisième jour : un seul lavage par jour avec la solution au 1/2 000ᵉ.

Quatrième jour : deux lavages par jour — matin et soir — avec la solution au 1/2 000ᵉ.

Cinquième, sixième, septième jours, un seul lavage par jour, le soir de préférence, avec la solution au 1/1 000ᵉ.

M. Janet assure n'avoir jamais éprouvé d'insuccès en se conformant scrupuleusement aux règles énoncées ci-dessus. — Le procédé est un peu long, quelque peu douloureux, mais il vaut mieux s'y soumettre que de courir les risques d'une blennorragie avec toutes ses complications.

M. le Dr Guiard — dont l'ouvrage sur le *Traitement abortif et prophylaxie de la blennorragie chez l'homme,* pourra être consulté avec fruit — se déclare un partisan très résolu du traitement abortif par les grands lavages au permanganate de potasse, mais qui ne doit être appliqué que dans certaines conditions opportunes.

Selon cet auteur, les doses faibles à 1 p. 10 000 ont sur le gonocoque une action tout aussi remarquable que les doses fortes primitivement conseillées à 1 p. 2000 et même 1 p. 1 000, car elles ont le grand avantage, dit-il, « de ne provoquer ni douleur, ni réaction sé- « reuse, ni phénomènes congestifs, et par cela même « de ne pas favoriser la pullulation des colonies micro- « biennes plus ou moins profondes qui ont pu échap- « per à l'action directe du lavage ».

Pour lui, l'action du permanganate doit toujours porter sur toute l'étendue de l'urètre, les lavages doivent donc être systématiquement urétro-vésicaux, car l'invasion de l'urètre postérieur est souvent précoce.

Il attache de plus une très grande importance : 1° à placer le malade dans la position horizontale ; 2° à insensibiliser la muqueuse par une instillation de cocaïne à 1 p. 20, faite dans les deux urètres ; 3° et surtout, il remplace l'appareil à pression atmosphérique par une bonne seringue qui permet de sentir la moindre résistance à la progression du liquide, d'augmenter graduellement la pression, et de la suspendre quand il le faut.

Enfin, les séances doivent être pratiquées très régulièrement, à raison de deux lavages par jour pendant les quatre premiers jours, et de un seul lavage par jour pendant les quatre derniers jours.

Tel est le traitement par le permanganate de potasse.

D'autres auteurs ont vanté la *solution de sublimé* à un titre très étendu. Le mode opératoire est le suivant :

Le malade ayant uriné, le gland et le prépuce lavés, on fait une première injection de 100 grammes environ dans la partie antérieure de l'urètre, en ayant soin de laisser entre l'embout de la canule et les parois du canal un espace suffisant pour que le reflux du liquide soit facile. — L'urètre est maintenu rectiligne en exerçant une légère traction sur la verge, et on fait une injection de 500 grammes de liquide en modifiant le titre de la solution de la façon suivante :

Au début, la solution de sublimé sera au 1/20 000ᵉ, à la température de 45° environ.

La seringue sera chargée une seconde fois avec une solution au 1/18 000ᵉ, puis une troisième fois, avec une solution au 1/15 000ᵉ, en augmentant peu à peu le titre jusqu'à ce que le malade accuse une sensation bien nette, non pas de brûlure, mais de picotement. En aucun cas, on ne dépassera le titre de 1/8 000ᵉ.

La réaction est vive, un abondant écoulement séreux se produit, les trois premières mictions sont douloureuses, mais tous ces symptômes vont en diminuant progressivement après vingt-quatre heures.

C'est alors, le second jour, qu'on renouvelle une injection de 300 grammes de solution faible au 1/15 000ᵉ que l'on répète quotidiennement cinq jours de suite.

Ici aussi, le traitement a d'autant plus de chances de succès qu'il est institué à une période plus voisine du début.

Si les phénomènes inflammatoires étaient trop intenses, dès le début, il serait inutile d'insister sur le traitement abortif : il échouerait presque fatalement.

Outre ces deux méthodes que l'on peut qualifier de lavages antiseptiques à doses faibles et fréquentes, il en est une autre, plus ancienne, qui a été préconisée par Diday : c'est l'emploi du *nitrate d'argent* à dose forte.

Elle a été longtemps le type de l'injection destinée à *couper* une blennorragie. M. Diday donne la formule de la solution argentique au 1/20e.

M. Guyon conseille une solution plus faible au 1/50e ou au 1/100e, particulièrement pour combattre l'urétrite postérieure.

Voici la façon d'opérer : avec une seringue urétrale, poussez 6 centimètres cubes de la solution argentique au 1/20e, et vous retenez le liquide en appliquant au méat la pulpe de l'index gauche, ou en serrant le méat entre le pouce et l'index gauches. Avec les doigts de la main droite, on refoule le liquide d'avant en arrière pour faire pénétrer l'injection dans tous les recoins de la muqueuse urétrale déplissée.

M. Guyon opère d'une autre façon : il porte la solution argentique, à l'aide d'une sonde conique à olive, en avant du cul-de-sac bulbaire, en y injectant quelques gouttes, et en retirant doucement la sonde, il continue à injecter quelques gouttes nouvelles dans la portion antérieure de l'urètre : le malade garde cette solution caustique quelques secondes — une minute — voire même deux minutes, selon sa tolérance et la laisse s'écouler. Selon l'expression de M. Diday : « Le nitrate interroge, la douleur répond. »

Le méat se gonfle, un écoulement jaunâtre apparaît, la miction est douloureuse, mais le canal s'assèche vers le troisième jour, et la guérison survient.

Mais cette dernière méthode paraît avoir donné de moins bons résultats que celle des lavages au permanganate de potasse ou au sublimé que tous les auteurs s'accordent à reconnaître aujourd'hui comme la méthode de choix pour le traitement abortif de la blennorragie.

Mais, je le répète, nous trouverons rarement l'occasion de faire avorter une blennorragie, car le plus souvent, les soldats ne se présentent à la visite médicale que lorsque l'écoulement urétral est très nettement purulent, et détermine le sentiment de brûlure à la miction.

Inutile donc d'essayer le traitement abortif, il nous faut traiter la chaudepisse dans sa période d'état.

Nous avons alors *deux indications principales* à remplir : *l'une* qui concerne l'hygiène, tout aussi importante que *l'autre*, qui concerne le traitement local.

A. Les *prescriptions hygiéniques* jouent en effet un rôle très sérieux dans la blennorragie : il nous sera d'autant plus facile de les faire observer par nos soldats que tout homme, atteint de blennorragie, doit être traité à l'infirmerie.

Donc, notre malade, par sa présence même à l'infirmerie, évitera les fatigues, les marches prolongées, les excès vénériens, si préjudiciables à l'urètre enflammé. — Comme alimentation, nous lui prescrirons une demi-portion, ou une portion du régime de l'infirmerie — un litre de lait — ou si le malade ne peut le supporter, comme cela se voit encore assez fréquemment, un quart de vin, pour toute la journée, et qui sera largement étendu d'eau.

Puis, on prescrira la tisane d'orge ou de graines de lin, 20 grammes d'orge pour un litre d'eau — 10 à 20 grammes de graines de lin pour un litre d'eau, en infusion. — Il est nécessaire que le malade boive au moins un litre de tisane rafraîchissante dans les vingt-quatre heures pour uriner assez fréquemment : la miction, en effet, balaie et lave l'urètre, et empêche le pus de stagner sur la muqueuse. — Il ne faut pas, certes, tomber dans l'exagération, mais il est nécessaire que le malade urine assez souvent.

Si le malade prend du lait — qui est un bon diurétique — l'on donnera 4 grammes de bicarbonate de soude par jour, pour mettre dans son lait. — S'il ne peut pas boire de lait, il prendra 4 à 6 grammes de bicarbonate de soude dans sa tisane ordinaire.

M. Balzer associe le salicylate de soude au bicarbonate de soude :

Bicarbonate de soude........ 30 grammes.
Salicylate de soude.......... 10   —

Deux cuillerées à café de cette poudre dans un litre d'eau contenant 60 grammes d'acide tartrique.

Les alcalins seront employés dès les premiers jours et soulageront beaucoup le malade en diminuant d'une façon notable les douleurs de la miction.

Un excellent moyen de calmer les douleurs, et que j'ai toujours conseillé avec succès, est celui des bains locaux prolongés : quatre et cinq fois par jour, le malade plonge sa verge dans une cuvette contenant une solution boriquée froide, et il prolonge son bain pendant vingt à trente minutes.

Si, la nuit, il a des érections douloureuses, il entourera sa verge de compresses trempées dans cette eau boriquée froide : il en éprouvera un réel soulagement.

En même temps, on prescrira 4 grammes de bromure de potassium pour éviter les érections.

B. La seconde indication est le *traitement local* qui est de première importance dans la période d'état de la blennorragie.

La blennorragie a été traitée, localement, de bien des manières : on a vanté l'infaillibilité de bien des injections. — Malheureusement, les résultats n'ont pas été aussi heureux qu'on l'eût désiré.

On a recommandé de simples injections amidonnées : deux cuillerées à bouche d'*amidon* pour 200 grammes d'eau, six à huit injections par jour.

M. Riu soutient que l'*acide borique* dissous dans la glycérine au $1/10^e$ est le meilleur traitement de la blennorragie.

Le Dr Robbe (de Bruxelles) a donné l'idée d'utiliser les propriétés bactéricides de l'*acide chromique* pour la cure des affections blennorragiques, et selon cet auteur, cette solution agit souvent là où le nitrate d'argent et le permanganate de potasse ont échoué. — Il se sert pour injecter dans l'urètre d'une solution de 0,25 centigrammes d'acide chromique par litre d'eau. — Après tolérance, il se sert de la solution à 0,50 centigrammes par litre. — Cette solution ne provoquerait aucun phénomène réactionnel ?

Je ne parlerai pas des multiples injections conseillées pour tarir l'écoulement purulent : ici encore, leur nombre accuse leur peu d'efficacité.

Je me contenterai d'indiquer le seul moyen qui, de l'avis presque unanime de tous les auteurs, assure le plus sûrement la désinfection de l'urètre, c'est-à-dire le grand lavage au *permanganate de potasse.*

Le mode opératoire est sensiblement le même que celui décrit pour le traitement abortif de la blennorragie : il n'en diffère que dans quelques détails.

A cette période de la blennorragie, il est indispensable de faire le lavage antiseptique des deux urètres, nous ne ferons donc pas de distinction entre le lavage de l'urètre antérieur et celui de l'urètre postérieur.

Il est facile de comprendre que les petites seringues en verre de nos infirmeries sont insuffisantes pour un tel lavage.

On peut utiliser, il est vrai, pour désinfecter tout l'urètre, la grosse seringue en caoutchouc durci, mais elle est d'un entretien difficile, et le piston doit avoir un jeu serré pour ne permettre aucune fuite de liquide, et cependant jouer facilement dans le corps de pompe pour éviter les impulsions saccadées.

Aussi, malgré l'avis de M. Guiard, dont la compétence cependant est incontestable, qui préconise l'usage de la seringue, le plus grand nombre des auteurs préfère un laveur quelconque : bock, irrigateur, flacon-poudrier installé comme je l'ai dit plus haut, pour faire ce lavage. — Car le malade se rend bien compte lui-même du moment où l'urètre se remplit, et il acquiert, en peu de temps, une sensation très exacte de l'action du liquide injecté.

Ce laveur sera muni d'un tube en caoutchouc de

deux mètres et d'une canule de verre, à gros bec conique, obturant le méat sans s'enfoncer dans l'urètre.

Le malade commence par uriner, puis étant assis, ou mieux couché, il place l'extrémité de la canule dans le méat pour faire l'injection.

Il y a ici *deux* façons de procéder : les uns recommandent de faire l'injection à canal ouvert, c'est-à-dire sans comprimer le méat sur l'embout de la canule, ce qui permet de balayer les sécrétions de l'urètre antérieur ; — les autres conseillent l'injection à canal fermé, et lorsque le liquide a pénétré jusque dans la vessie, le malade éprouvant le besoin d'uriner, on arrête le courant en pinçant le tube, le liquide s'échappe et on continue l'injection jusqu'à la fin.

Il est essentiel que la solution employée soit tiède.

Le titre de la solution doit varier suivant l'intensité de la réaction du lavage précédent.

On commencera par la solution suivante :

Permanganate de potasse......   0 gr. 20.
Eau distillée.................   400 —

qui est la solution à 1/2 000°.

Si l'urètre est gonflé, le méat œdémateux, la réaction séreuse abondante, la douleur à la miction vive, contentez-vous d'une solution plus faible à 1/5 000° ou même 1/10 000°, M. Guiard ayant appelé l'attention sur l'efficacité des doses faibles.

L'on fera deux injections par jour, au début, puis au fur et à mesure que la guérison s'accentue, on espacera les injections, une par jour, une tous les deux jours, puis tous les trois jours.

Dernièrement, le Dr Botchkowsky a conseillé de modifier la technique habituelle des grands lavages de l'urètre au permanganate de potasse, en portant la température de la solution médicamenteuse, non pas à 37° environ, comme on le fait d'ordinaire, mais à 50°, voire même à 55°.

Il faudrait donc pratiquer ces injections très chaudes de permanganate de potasse, en élevant progressivement le titre de la solution de 1/6 000ᵉ à 1/2 000ᵉ et parfois à 1/1 000ᵉ.

Les lavages en question ne donnent lieu à aucun phénomène fâcheux, alors même qu'on les répète deux fois par jour.

Nous ne pouvons passer sous silence l'opinion d'un chirurgien américain, M. Woodruff, qui, quelque peu septique à l'égard des méthodes microbicides, s'est demandé si les bons effets des injections n'étaient pas dûs simplement à l'action mécanique du courant liquide qui débarrasse la muqueuse de l'urètre des gonoccoques et des toxines. — Le *Journal de médecine* de Paris parle des essais qui ont été faits comparativement par cet auteur, avec de l'eau pure, — avec des solutions de sublimé, — avec des solutions de permanganate de potasse; et les malades traités avec des injections d'eau simple, ont été guéris aussi vite, voire même *plus vite* que les autres. Toutefois, comme l'eau simple irrite les muqueuses, gonfle les cellules endothéliales et épithéliales et contribue ainsi à la destruction de ces éléments, notre confrère américain se sert d'une solution physiologique *chaude* de chlorure de sodium qui a de plus le grand avantage d'exercer sur la muqueuse urétrale une action calmante.

La blennorragie étant au début une affection pure-
ment locale, M. Woodruff se borne à prescrire des
irrigations d'eau salée, *aussi chaudes que le patient
peut les supporter*, toutes les deux heures, et au besoin toutes les heures. — Toute autre médication lui
paraît inutile, sinon nuisible.

Sur 98 soldats atteints de blennorragie aiguë, et
traités d'après ces principes, la plupart ont pu quitter
l'hôpital au bout d'une dizaine de jours. — Il n'y a eu
que huit rechutes à enregistrer, chiffre peu élevé si
l'on songe que les malades ont repris de suite leur
service, ont été soumis aux fatigues du métier militaire, et ont dû même monter à cheval.

On peut, dans tous les cas, essayer sans crainte
cette méthode.

Une blennorragie ainsi traitée peut donc guérir en
deux ou trois semaines : c'est, dira-t-on, le même laps
de temps qu'avec l'ancien traitement par les antiphlogistiques et les balsamiques, mais, comme le disent
Forgue et Reclus : « Le progrès n'est point tant dans
« la rapidité des résultats que dans leur perfection,
« dans le retour complet à l'intégrité anatomique, dans
« la simplicité d'évolution de l'infection gonocco-
« cique. »

Il arrive souvent qu'il persiste, après l'emploi des
injections de permanganate de potasse, un écoulement à peu près incolore, visqueux, épais, agglu-
tinant les lèvres du méat, ne contenant pas de
gonoccoques et vraisemblablement dû à l'irritation
produite par le permanganate sur la muqueuse urétrale.

Le meilleur moyen pour faire disparaître ce suintement consiste, d'après le D' J. Stern (de Nancy), à

injecter dans l'urètre, trois fois par jour, la solution suivante :

Sulfate de zinc...............   0 gr. 20.
Glycérine................... ⎰
Eau distillée............... ⎱ ãã 50 —

Mêlez. — Pour l'usage externe.

Tel est le traitement à instituer au cours de la période d'état d'une blennorragie de moyenne intensité :

Puis l'écoulement devient moins abondant, plus limpide, les douleurs sont presque nulles pendant la miction, la pression sur le canal ne cause plus de sensation douloureuse, alors c'est la *période de déclin*.

Le traitement consistera dans l'administration des balsamiques, et dans l'usage d'injections qui remplaceront les grands lavages :

1° Les balsamiques que nous avons à notre disposition sont : le copahu et le cubèbe, dont on prépare l'opiat.

Généralement, on prépare l'opiat avec une partie de copahu pour deux parties de cubèbe.

Ou pour mieux préciser les doses, on prépare des bols composés de :

Copahu......................   1 gramme.
Cubèbe....................,.....   2   —

pour un bol.

Bien que quelques auteurs jugent inutile de commencer par des doses élevées qu'on abaisse progressivement lorsque l'écoulement diminue, nous pensons au contraire qu'il est préférable de donner une haute dose d'opiat : dix bols par jour, au début, pour descendre progressivement à huit, six, quatre bols.

Ces bols seront pris — par moitié — immédiatement avant les repas, cinq le matin, cinq le soir, pour qu'ils soient mieux tolérés par le tube digestif.

Ces bols seront toujours préparés fraîchement au fur et à mesure des besoins.

La période de temps où on les administre est d'une douzaine de jours au moins, pendant lesquels le malade boira peu, pour que les mictions soient peu fréquentes.

2° Aux balsamiques, il faut joindre les injections faites cette fois avec la seringue en verre.

Les médicaments recommandés sont les suivants :

Injection au nitrate d'argent, à la dose de 2 à 10 centigrammes pour 100 grammes d'eau distillée.

Injection au sublimé à la dose de 0,01 centigramme pour 100 grammes d'eau distillée.

Ces deux injections sont les plus recommandables.

Injection au sulfate de cuivre à 1 pour 200 grammes d'eau.

Injection d'après la formule de Ricord :

Sulfate de zinc............	1 gramme.
Tannin...................	2 —
Teinture d'opium..........	2 —
Eau distillée..............	250 —

Le sulfate de zinc et le tannin modifient la vitalité de l'épithélium urétral et contribuent ainsi à le rendre impropre aux cultures microbiennes.

Enfin, à la période finale, injection au sous-nitrate de bismuth 2 à 4 grammes pour 100 grammes d'eau distillée, « qui ont le grand avantage de déposer sur « la surface muqueuse un enduit adhérent, et de pro- « téger ainsi la régénération épithéliale, condition « anatomique de la guérison. » (Forgue et Reclus.)

L'*urétrite blennorragique chronique* est souvent fort difficile à guérir, et nécessite la recherche du go-noccoque comme des infections secondaires qui l'accompagnent ou lui succèdent.

Les méthodes dont on retire les meilleurs effets sont les *instillations*, et les *cautérisations* à l'aide d'un tube endoscopique.

Mais nous ne possédons pas dans nos infirmeries régimentaires le matériel nécessaire pour appliquer ces traitements.

Nous aurons donc recours, ici encore, aux grands lavages de permanganate de potasse ou à ceux de su-blimé, conformément aux indications que nous avons données plus haut.

De plus, on prescrira aux malades de faire une désinfection soigneuse du méat, au sublimé à 1 p. 3000.

Le *traitement général* ne doit pas non plus être négligé : on prescrira aux malades une alimentation substantielle, — l'hydrothérapie, — les frictions cuta-nées, — les préparations ferrugineuses :

Tartrate ferrico-potassique..   30 grammes.
Eau distillée...............   200   —

1 et 2 cuillerées par jour, d'après le précepte de Ricord. Car il est essentiel, non seulement de traiter

l'infection, mais encore de fortifier le terrain qu'elle a frappé.

Si cette médication échoue, il sera plus simple d'envoyer le malade à l'hôpital où un traitement plus complet pourra lui couper sa goutte militaire.

Complications. — Les principales complications de la blennorragie sont : la *cystite*, — la *prostatite*, — l'*orchi-épididymite*.

Je ne parlerai pas, je le répète, des manifestations articulaires de la blennorragie, toujours graves, et qui nécessitent l'envoi du malade à l'hôpital.

La *cystite blennorragique* accompagne souvent l'urétrite postérieure, et se manifeste par des besoins très fréquents, et souvent douloureux, d'uriner. — Vous pouvez essayer les émollients et les calmants, mais ayez surtout recours aux lavages d'ensemble de la vessie et de l'urètre, avec la solution faible de permanganate de potasse à 1 p. 5 000. Ce lavage se fera tous les jours.

Ou encore, si les phénomènes douloureux sont peu intenses, les besoins espacés, la vessie tolérante, vous pouvez faire une injection quotidienne au nitrate d'argent au 1/1 000°.

En même temps, vous soumettrez le malade au repos, au régime lacté, aux grands bains ; — vous pourrez lui administrer 4 à 6 grammes de salicylate de soude par jour, et le plus généralement la cystite disparaîtra.

Mais si elle ne cédait pas à ces divers moyens, si elle prenait une forme très douloureuse, avec étreintes vives, douleurs incessantes, n'hésitez pas, envoyez le malade à l'hôpital.

La *prostatite* nécessite tout d'abord le repos absolu du malade au lit, et on lui prescrira deux bains par jour. Dans l'intervalle de ces bains, on maintiendra en permanence des compresses humides et chaudes sur le périnée.

Un excellent moyen de combattre la douleur locale et d'éviter en même temps la constipation est d'employer selon la méthode de Reclus les grands lavements d'eau chaude à 45°. Le malade se sent immédiatement soulagé.

S'il y a un peu de fièvre, cas fréquent lors d'une poussée aiguë, vous donnerez des boissons tièdes en quantité modérée, et du sulfate de quinine, de 0,50 centigrammes à 1 gramme selon la température.

Le Dr Scharff, de Stettin, recommande les petits lavements morphinés dont l'action est plus rapide et plus puissante que tous les calmants, ordinairement employés.

La formule qu'il a donnée est la suivante :

Chlorhydrate de morphine........	0 gr. 15.
Sulfate d'atropine..............	0 — 005.
Eau distillée..................	50 —

On injecte dans le rectum 5 grammes de cette solution dont l'action analgésique se fait sentir au bout de dix à quinze minutes.

Si les symptômes s'accentuent et que la douleur soit très vive, le malade entrera à l'hôpital.

L'*orchi-épididymite blennorragique* nécessite le repos au lit, le relèvement des bourses contre le pubis, à l'aide d'une petite planchette de bois, échancrée dans son milieu, bien matelassée de ouate, et posée transversalement sur les deux cuisses.

Faut-il enduire les bourses d'onguent mercuriel? Quelques auteurs le conseillent encore, mais le plus grand nombre ont abandonné ce traitement en raison des dangers d'intoxication hydargyrique, le scrotum absorbant le mercure avec une grande facilité, et de son peu d'efficacité réelle.

Sur ces bourses ainsi relevées, on appliquera ou des cataplasmes d'amidon froids, — ou des compresses boriquées très chaudes, la douleur s'atténue ou sous l'influence du froid, ou sous l'influence de la chaleur, c'est là une question de susceptibilité personnelle.

Puis, on administrera à l'intérieur de légers purgatifs. Je conseille volontiers, 1 ou 2 grammes de rhubarbe, par jour, pendant une semaine.

S'il y a un léger mouvement fébrile, on ordonnera le sulfate de quinine, 0,50 centigrammes à 1 gramme ou le salicylate de soude, de 4 à 6 grammes, qui donne d'excellents résultats.

Contre la douleur, on a recommandé d'appliquer sur les bourses des compresses imbibées de la solution :

Teinture d'opium..............	30 grammes.
Extrait de Saturne...........	60 —
Eau..........................	60 —

à renouveler quand besoin est.

Faut-il continuer les grands lavages chez un malade atteint d'épididymite?

M. le Dr Gaston Lyon écrit : « La première mesure à prendre est de supprimer tout traitement local de l'urétrite par les injections ou par les lavages. »

Au contraire, M. le Dr P. Delbet aurait constaté que sous l'influence des lavages, l'écoulement disparaissait rapidement, et que les complications épididymaires s'atténuaient considérablement avec la solution de permanganate de potasse. Il aurait constaté la diminution manifeste du gonflement et de la douleur testiculaire aux troisième et quatrième lavages. La guérison se produisait du sixième au huitième jour.

On le voit, la question est encore à l'étude et demande la sanction de l'expérience.

Mais il nous reste un excellent moyen d'abréger ou même de supprimer le séjour au lit, c'est le suspensoir ouaté d'Horand ou la compression ouatée ainsi décrite par Boulle (*Archives générales de médecine*, février et mai 1887).

« L'appareil se compose d'une grande compresse
« de 0,50 centimètres de longueur sur 0,25 à 0,30 centi-
« mètres de largeur; de deux bandes de 1 m. 50 à
« 2 mètres et de deux autres un peu moins longues. —
« Les longues bandes sont cousues le long des petits
« bords de la compresse pour servir de ceintures, les
« autres à la partie inférieure d'une fente de 0,13 cen-
« timètres que l'on pratique au milieu et en haut de
« la compresse; elles servent de sous-cuisses.

« On place alors les bourses et la verge dans la fente
« de la compresse dont les bords sont garnis de ouate,
« puis on fixe la ceinture supérieure et les sous-cuisses;
« on entoure alors les bourses d'une épaisse couche
« de ouate, puis d'une couche de taffetas gommé; on
« ramène alors la partie inférieure de la compresse de

« façon à ramener fortement les bourses vers l'abdo-
« men, et on la fixe à la ceinture, au moyen de la
« bande qui est cousue, on relève ensuite les bords
« extérieurs que l'on fixe fortement l'un à l'autre au
« moyen d'épingles. »

Cet appareil a besoin d'être resserré de temps en
temps. MM. Augagneur et Mollière (*Dictionnaire
encyclopédique*, art. : *Testicule*, 3ᵉ série, t. XVI, p. 606)
complètent cette description. L'appareil se compose
d'un suspensoir assez ample pour coiffer les bourses
matelassées de ouate, entaillé bilatéralement d'une
échancrure que deux liens ferment et ajustent par fron-
cement, et garni de sous-cuisses larges qui, prenant
appui sur la ceinture, décident de la valeur de la
compression : cette dernière, pour être tolérable, doit
être totale et régulière. « Une plaque de coton cardé
« et un fragment rectangulaire de toile caoutchoutée,
« ayant à sa partie supérieure un orifice destiné à la
« verge, complètent le système. — Le malade étant
« couché sur le dos, on fixe la ceinture du suspensoir,
« les bourses sont entourées d'une épaisse couche de
« coton, la verge est passée dans le trou de la toile,
« cette toile doit déborder le coton de tous côtés, sa
« face caoutchoutée reposant sur le coton. Cela fait,
« on applique le suspensoir, en ayant soin qu'il soit
« assez relevé pour que les testicules reposent sur le
« pubis et y soient maintenus. L'appareil doit rester
« en place cinq et six jours, nuit et jour. Le malade
« le resserre s'il se relâche. — Après ce temps, on le
« renouvelle, s'il y a lieu. — Les résultats sont mer-
« veilleux, jamais le malade n'est obligé de garder le
« lit; les douleurs disparaissent au point de permettre
« la marche et des exercices violents. — Horand a, le

« matin d'une revue, appliqué un suspensoir, à un
« officier qui, grâce à lui, a pu, avec une orchite
« blennorragique, rester quatre heures à cheval. »

Disons en terminant que la pression sera régularisée
en soutenant la ceinture du suspensoir par un appareil
en bretelles.

DOUZIÈME SECTION

LÉSIONS TRAUMATIQUES

Lésions des parties molles peu profondes et peu étendues. — Affections chirurgicales. — Traitement général. — Plaies venimeuses. — Morsures.

De 226 à 228. Lésions de la tête et du cou. — De 229 à 233. Lésions du tronc et des organes génitaux. — De 234 à 240. Lésions du membre supérieur. — De 241 à 247. Lésions du membre inférieur.

AFFECTIONS CHIRURGICALES. TRAITEMENT GÉNÉRAL

Avant d'aborder le traitement chirurgical des différentes lésions que nous sommes appelés, de par la nomenclature réglementaire, à soigner dans nos infirmeries de régiments, il me semble nécessaire, pour éviter autant que possible des répétitions qui se présenteraient forcément à chaque nouveau numéro, d'étudier dans ce chapitre spécial les *lésions des parties molles*, les seules que nous ayons à traiter.

Dans le but d'établir plus facilement la statistique, la nomenclature a classé, sous des numéros successifs, les lésions des différentes parties du corps. Mais pour nous, Médecins des corps de troupes, qui ne sommes appelés à soigner que les *lésions des parties molles peu profondes et peu étendues*, le traitement que nous appliquerons sera, pour ainsi dire, toujours identique à lui-même, quelle que soit la partie du corps lésée.

Il y a donc intérêt à présenter de suite le traitement ordinaire des *contusions*, — des *plaies simples*, — des *plaies contuses* à caractère bénin qui constituent les lésions des parties molles peu profondes et peu étendues.

Nous ne donnerons ensuite que les traitements particuliers, les considérations spéciales qu'il est nécessaire et intéressant de signaler pour chaque partie du corps.

1° La *contusion*, à son premier degré, est la contusion interstitielle, causée par une infiltration sanguine, dans les mailles du tissu cellulaire ou dans la trame de la peau. — Elle se traduit presque toujours par une ecchymose qui est plus ou moins étendue, selon la laxité du tissu cellulaire sous-jacent.

Le *traitement* est simple : tout d'abord, repos absolu de la partie atteinte ; — puis un doux massage fait avec la pulpe des doigts, sans jamais occasionner de souffrances, et d'une durée de vingt à trente minutes, — enfin, applications de compresses résolutives, imbibées d'eau blanche, à la température de 40 à 45°.

Par-dessus, tissu imperméable, pansement ouaté légèrement compressif, et la région blessée sera immobilisée.

Au bout de quelques jours, on voit l'ecchymose s'effacer petit à petit, alors que la douleur disparaît et que la région froissée reprend l'intégrité de ses fonctions.

2° La *contusion* peut présenter un degré plus élevé et former alors une *bosse sanguine* lorsque le sang s'est accumulé dans une poche du tissu cellulaire. La bosse sanguine s'observe particulièrement dans les régions où se trouve un plan osseux sous-jacent.

Cette bosse sanguine se traite aussi par les compresses résolutives, mais on débutera par la compression directe qui écrase le caillot collecté et favorise sa dissémination et son absorption plus rapide dans les mailles du tissu cellulaire.

Cette compression peut se faire par le procédé classique de la pièce de monnaie, immédiatement appliquée sur le point contus, ou par un écrasement brusque avec le ou les pouces, procédé de Champion (de Bar-le-Duc).

Ce dernier procédé est peut-être un peu brutal, et a parfois été suivi de phlegmon. Nous conseillons de préférence la compression lente, modérée et progressive, qui se fera à l'aide d'un bon tampon de ouate dans l'intérieur duquel, du reste, on introduira un carré de carton assez épais pour augmenter sa résistance. — On l'appliquera sur le point contus, et on le maintiendra avec une bande de flanelle, suffisamment serrée.

Mais nous pouvons employer aujourd'hui un nouveau procédé qui a toujours donné d'excellents résultats : je veux parler de l'emploi de la bande élastique en caoutchouc pour le traitement des bosses sanguines.

Ce procédé ne peut être employé que par le médecin lui-même. La bande élastique sera serrée juste ce qu'il faut, et n'exercera jamais une constriction capable d'amener de l'œdème par suite de gêne et même d'arrêt de la circulation.

Donc, ce traitement élastique, dont l'efficacité est indiscutable, ne sera employé que sous la réserve d'une surveillance étroite. — Si, après le départ du médecin, le blessé se plaignait de fourmillements, de gêne, l'infirmier de service aurait la consigne formelle d'enlever la bande, et ne serait pas autorisé à la réappliquer.

L'emploi judicieux de la bande de caoutchouc fait rapidement disparaître la douleur, et résorber la bosse sanguine.

Quand elle a disparu, on doit continuer pendant quelques jours encore la compression méthodique à l'aide de ouate et de bandes de flanelle (dont la compression est plus uniforme), ou même à l'aide d'un léger appareil silicaté.

S'il y a un épanchement sanguin volumineux, une bosse sanguine qui dénote un décollement étendu, le blessé sera envoyé à l'hôpital.

N'oublions pas de signaler que certaines prédispositions personnelles, ou que la convalescence de certaines maladies infectieuses, invitent tout point contus à se transformer en phlegmons.

Les *plaies simples*. — qu'elles soient des piqûres occasionnées par des trocarts, des aiguilles, ou des coupures faites par des couteaux, des rasoirs, des éclats de verre — ne nécessitent comme traitement qu'un pansement simple qui a pour but : 1° d'assurer l'hémostase ; 2° de nettoyer la plaie; 3° de la soustraire aux contacts dangereux et septiques pendant les quelques jours nécessaires à la cicatrisation.

1° Il est facile d'assurer l'hémostase dans les plaies simples. Il est parfois utile cependant de laisser quelque peu saigner une plaie faite par un objet toujours de propreté douteuse : le sang, en s'écoulant, entraîne toujours des matières infectieuses.

L'hémostase sera ensuite facilement obtenue par le pansement lui-même qui, réunissant les lèvres de la plaie, adossera les petits vaisseaux sectionnés et facilitera la réparation.

2° La toilette de la plaie sera toujours une nécessité pour éviter l'infection ultérieure, et obtenir la cicatrisation par première intention, ce que nous devons toujours rechercher.

La solution antiseptique la plus usuelle est la solution de sublimé au 1/1000ᵉ, d'après la formule :

Poudre de sublimé.........	1 gramme.
Acide tartrique............	2 —
Eau......................	1 000 —

On utilise beaucoup la solution boriquée suivante :

Acide borique.............	25 grammes.
Eau chaude...............	1 000 —

dont on se sert particulièrement au voisinage des yeux, de la bouche...

Nous laverons avec soin la plaie avec des tampons de coton hydrophile trempés dans une de ces solutions, et lorsque l'antisepsie sera assurée, on appliquera le pansement.

Il est bien entendu que, s'il est besoin, les alentours de la plaie seront toujours soigneusement rasés.

Si la plaie, tout en restant superficielle, a cependant plusieurs centimètres de longueur, nous conseillons, après lavage antiseptique sérieux, de suturer les deux lèvres pour obtenir plus rapidement la cicatrisation.

3° Le pansement a pour but de favoriser la cicatrisation de la plaie, en la protégeant, en exerçant sur elle une légère compression méthodique, et en assurant l'immobilisation de la partie lésée.

Ce pansement se fera à l'aide de la poudre d'iodoforme, appliquée sur la plaie en un léger nuage (trop souvent, on en met en excès), — puis de quelques lames de gaze sèche, si on est sûr de l'asepsie, — ou de gaze trempée dans la solution de sublimé au 1/1000°. Par-dessus un peu de tissu imperméable, et on terminera par de la ouate et un bandage approprié.

C'est le pansement le plus usuel, celui que nous appelons le *pansement iodoformé-sublimé*.

Après avoir été appliqué pendant tout le temps suffisant pour bien assurer la désinfection de la plaie, lorsque la cicatrisation est franchement établie, ou bien si l'on veut protéger une cicatrice récente, un pansement très recommandable dans nombre de cas, est le *pansement collodionné*. On saupoudre la plaie, s'il y a lieu, d'une très légère couche d'iodoforme, on applique par-dessus un soupçon de coton hydrophile disposé de façon à bien la recouvrir, et on maintient le tout à l'aide de quelques couches de collodion.

Un détail qui a son importance : il est nécessaire de maintenir la peau pour accoler les lèvres d'une plaie jusqu'à ce que le pansement collodionné soit absolument sec, deux à trois minutes environ.

Ce pansement est excellent et, une fois appliqué, le blessé peut sans inconvénient sortir de l'infirmerie, avec une exemption de service de deux à quatre jours.

Les *plaies contuses* ne nous arrêteront pas longtemps. — En effet, si elles sont graves, elles nécessitent d'urgence l'envoi du blessé à l'hôpital, la plaie ayant été protégée par des compresses antiseptiques et maintenues par un pansement ouaté momentané ; — si elles sont légères, leur traitement se rapproche de celui des plaies simples, en assurant toutefois, par un pansement quotidien au début, une antisepsie aussi parfaite que possible.

Donc : laver soigneusement la plaie (la raser s'il y a lieu), à l'aide de la solution boriquée chaude à 6 p. 100, ou de la solution sublimée chaude. — Saupoudrer très légèrement d'iodoforme. — Appliquer quelques carrés de gaze sublimée. — Affronter pour le mieux les lèvres contuses de la plaie pour favoriser la cicatrisation. — Terminer par un pansement ouaté et un bandage approprié.

S'il existe une solution de continuité de quelque étendue, pratiquer la suture selon les règles, placer un pansement régulier et la cicatrisation s'effectuera souvent sans suppuration.

Si la plaie présente des anfractuosités, il sera nécessaire de la nettoyer avec un soin scrupuleux, puis de plonger dans un bain antiseptique chaud et prolongé (une heure, deux heures...) les parties atteintes, et quand la plaie semble bien débarrassée des impuretés qui la souillaient, l'oindre entièrement de la pommade suivante, recommandée par MM. Forgue et Reclus :

Iodoforme......................	1 gramme.
Acide borique.................	5 —
Vaseline......................	50 —

et bien entourer toute la région de coton hydrophile. Ce pansement reste appliqué six à dix jours, si le blessé ne souffre pas.

Nous recommandons peu, pour le traitement des plaies, l'emploi du diachylon, dont l'usage est de plus en plus restreint dans la chirurgie ouverte.

Avant de terminer ce chapitre, nous pensons rendre service en rappelant en quelques lignes le traitement des *plaies venimeuses* et des *morsures par un animal enragé*, car de la rapidité des premiers secours dépend souvent la vie du blessé.

Plaies venimeuses : 1° Comprimer immédiatement au-dessus de la blessure, avec un lien assez large pour être fortement serré sans inconvénient, — ou avec un garrot improvisé : cravate, mouchoir, bretelles, bâton.

Si l'on peut faire de la compression élastique, lui donner la préférence. Mais la recommandation essentielle est de supprimer le garrot aussitôt qu'un traitement plus actif sera institué.

2° Injecter dans la plaie une petite dose de potasse caustique étendue (0,20 centigrammes de potasse à l'alcool pour 10 grammes d'eau) et faire pénétrer la potasse au contact du venin ;

3° Méthode de Couty et de Lacerda : injecter une solution de permanganate de potasse, au $1/100^e$ autour du point mordu, 10 à 12 seringues environ.

Ce procédé n'aurait une réelle valeur que si les injections se faisaient presque immédiatement après la morsure.

4° Méthode de Calmette, qui est la méthode de choix, par l'emploi des hypochlorites alcalins : injections faites en piqûres disséminées autour du lieu d'inoculation de 0,20 à 0,30 centimètres cubes d'une solution au $1/12^e$ étendue de 3 ou 5 parties d'eau bouillie, de chlorure de chaux solide purifié. — Laver la plaie avec une solution concentrée d'hypochlorite de soude. Enlever la ligature aussitôt les injections terminées.

Le traitement de l'avenir sera certainement celui des injections de sérum immunisant, à l'étude aujourd'hui et qui a déjà donné de remarquables résultats.

Morsure par un animal enragé. — Babès recommande :

1° La ligature du membre, comme ci-dessus ;

2° La succion de la plaie, si possible ;

3° La cautérisation de la plaie, rapide et profonde qui retarde l'éclosion de la rage, point capital quand la distance est grande du lieu de l'accident à un Institut anti-rabique ;

4° Enfin, comme mesure préservatrice, cautérisation profonde de la plaie à la teinture d'iode, et injection de 1 gramme de teinture d'iode autour de la plaie.

226ª. — LÉSIONS DU CRANE (parties molles)

Un soldat est-il atteint de traumatisme du crâne, le premier soin du chirurgien est de s'assurer de la qualité de ce traumatisme : l'absence de symptômes généraux graves, la disparition rapide de phénomènes de commotion rassureront momentanément, en attendant une exploration plus complète.

Si l'on a affaire à une *contusion* violente, avec bosse sanguine consécutive, on peut craindre un enfoncement du crâne, et on doit envoyer le malade à l'hôpital. Nous n'oublierons pas la parole de J.-L. Petit : « Rien ne ressemble mieux à l'enfonçure du crâne que la bosse sanguine. » — Bien des chirurgiens s'y sont trompés, dans le doute, le blessé sera dirigé sans retard à l'hôpital.

Si l'on se trouve en présence d'une *plaie* des parties molles, plus ou moins profondément souillée, avec lambeau plus ou moins étendu, et hémorragie assez importante, il faut bien nettoyer la plaie, faire un pansement compressif, et envoyer encore le blessé à l'hôpital, car il y a lieu de craindre des complications ultérieures.

Enfin, si la plaie est simple, peu étendue, sans lambeau, ne donnant qu'une hémorragie limitée, le blessé sera gardé à l'infirmerie et soigné ainsi qu'il suit :

La plaie sera bien lavée à la solution de sublimé au 1/1000°, puis soigneusement rasée sur 3 ou 4 centimètres tout autour de la section cutanée. S'il est nécessaire en raison d'une hémorragie persistante, lier 2 ou 3 petits vaisseaux qui donneraient dans la surface saignante. Du reste, grâce au plan osseux sous-jacent, il sera facile de faire un pansement compressif qui assurera complètement l'hémostase.

Puis on complètera l'antiseptisation de la région, en la passant à l'alcool et l'éther, pour la débarrasser des matières grasses et des pellicules, et on applique le pansement iodoformé : nuage d'iodoforme, carrés de gaze au sublimé. Tissu imperméable.

On appliquera le pansement en veillant à rapprocher autant que possible les fragments cutanés pour favoriser la cicatrisation. — Ce pansement se composera d'iodoforme en poudre et de quelques carrés de gaze sublimée comme je viens de le dire. — Si l'on veut, on mettra une lame de ouate hydrophile mouillée pour recouvrir le tout, pour mieux assurer la compression. Tissu imperméable. Une couche de ouate et le couvre-chef ordinaire.

Ce qui maintient très bien le pansement, c'est le

simple bonnet de coton, complètement enfoncé sur la tête.

La plaie sera surveillée de très-près. La température sera prise tous les jours. Si le malade ne se plaint pas et si tout va bien, le pansement sera levé le quatrième jour et remplacé par un pansement sec et un peu plus tard par le pansement collodionné : un soupçon de coton hydrophile maintenu par du collodion.

A la moindre menace de fièvre, au premier indice de complication septique, le blessé sera envoyé d'urgence à l'hôpital.

227ᵃ. — LÉSIONS DE LA FACE (parties molles)

Peu profondes et peu étendues.

Les lésions de la face se compliquent souvent d'un gonflement notable du visage, avec ecchymose assez étendue, sous l'influence d'un traumatisme parfois de mince importance.

Il ne faut pas trop s'en effrayer, toutefois s'il y a un épanchement sanguin assez volumineux, une bosse sanguine qui dénote un décollement étendu, le blessé sera envoyé à l'hôpital.

Les plaies de la face se traitent comme toute plaie, et nécessitent parfois la suture si elles sont de quelque étendue.

Mais ce procédé a un petit inconvénient : malgré toutes les précautions prises, la cicatrice reste assez visible, non seulement celle de la plaie elle-même, mais aussi celles des fils de suture dont la trace laisse souvent une marque blanche nacrée.

Les considérations d'esthétique ont toujours leurs droits quand il s'agit du visage, et le Dʳ Whibek de Rochester (New-York) obtient une excellente cicatrisation des plaies superficielles de la face, sans suture, par le procédé suivant :

Après avoir nettoyé avec soin les téguments environnants au savon et à l'eau bouillie, puis à l'alcool, on éponge la plaie elle-même avec des tampons de ouate trempés dans la solution de sublimé forte à 1 p. 500 et bien exprimés.

Dès que les parties sont bien asséchées, on s'applique à réunir bien exactement, d'abord les angles puis le centre de la plaie avec de l'ouate hydrophile sur laquelle on verse du collodion. — La présence d'un peu de sang sous la couche collodionnée ne peut que favoriser la cicatrisation: — Les jours suivants, on ajoute une nouvelle couche de pansement. — On enlève le tout au bout de huit jours, en employant l'eau chaude ou l'éther. — Les cicatrices ainsi obtenues sont fines, linéaires, peu visibles. (*Bulletin-médical*, juin 1901.)

228ª. — LÉSIONS DU COU (parties molles)

Peu profondes et peu étendues.

Toute lésion intéressant le cou mérite un examen sérieux et approfondi, en raison des organes importants sous-jacents : le larynx et ses cartilages, — la trachée, — les vaisseaux sanguins, particulièrement les grosses veines superficielles.

Les lésions qui intéressent le cou peuvent se diviser en deux catégories : 1° celles qui concernent la face antérieure du cou ; 2° celles qui concernent les faces latérales-postérieures du cou.

1° Les premières occasionnent souvent des accidents graves, mortels, et à moins que le traumatisme ne soit vraiment anodin, il sera nécessaire d'envoyer le malade à l'hôpital, après avoir fait un premier pansement et assuré l'hémostase immédiate, en pinçant ou liant les deux bouts vasculaires, s'il y a lieu.

2° Les lésions latérales du cou sont généralement moins graves et peuvent être soignées à l'infirmerie par les moyens ordinaires.

Un conseil à donner pour le traitement de la contusion du cou : les compresses résolutives seront appliquées très chaudes, et leur application sera précédée d'un massage léger, fait avec la pulpe des deux pouces qui masseront circonférentiellement, c'est-à-dire de la circonférence de la lésion vers son centre. — L'effet utile du massage semble être ainsi plus utile.

Les abcès, phlegmons, furoncles, sont traités au chapitre spécial de ces affections.

229ᵃ. — LÉSIONS DE LA POITRINE (parties molles)

Peu profondes et peu étendues.

Toutes les fois que nous nous trouverons en présence de lésions de la poitrine, nous garderons un diagnostic réservé. Et dans chaque cas particulier, nous nous entourerons de tous les renseignements nécessaires pour nous éclairer le mieux possible sur le traumatisme, et nous agirons en conséquence.

Dans la *contusion de la poitrine*, le rôle chirurgical à remplir est peu important. Il suffira de se rendre compte de la cause de la contusion, et de bien explorer les parties atteintes, en ayant toujours présente à l'esprit la conséquence parfois sérieuse, grave, d'un traumatisme qui de prime abord peut paraître insignifiant. On portera plus particulièrement son attention sur la fracture d'une ou de plusieurs côtes, fait qui reste parfois ignoré, quand on n'a pas examiné minutieusement son blessé.

A la suite d'une contusion du thorax, le blessé sera placé dans la position mi-assise, qui est la meilleure posture pour respirer, — on lui recommandera le repos et le silence, et s'il a un peu d'oppression, une injection sous-cutanée d'éther est toute indiquée.

Il respirera de l'air frais, — si vous le jugez utile, quelques ventouses sur le tronc régulariseront la respiration, et vous pourrez aussi appliquer quelques sinapismes liquides aux mollets, pour faire de la révulsion.

Vous envelopperez le thorax d'une couche de ouate bien maintenue par un bandage de corps assez serré. Ce bandage légèrement compressif est le meilleur moyen à employer pour calmer les souffrances et soulager le blessé.

Si vous avez même un doute sur la gravité du traumatisme au point de vue des complications ultérieures, n'hésitez pas à envoyer le blessé à l'hôpital, après lui avoir appliqué son pansement compressif.

La *plaie simple* des parties molles, — plaie non pénétrante, par instrument piquant ou tranchant, — se traite comme toute plaie, par un nettoyage sérieux et l'application d'un pansement sublimé iodoformé, en prenant toutefois la précaution de réunir pour le mieux les deux lèvres de la plaie pour faciliter la cicatrisation. On pourra mettre un ou deux fils de suture, s'il le faut.

Si la *plaie est contuse*, ou *pénétrante*, il faut appliquer un pansement provisoire et envoyer d'urgence le malade à l'hôpital. — On se bornera à l'occlusion antiseptique sans suture, à l'aide —après avoir bien nettoyé la plaie au sublimé — d'un pansement à la ouate hydrophile collodionnée, et on se gardera bien d'explorer la plaie.

Un conseil d'une extrême importance, et sur lequel insistait dans ses cliniques M. le Dr Lucas-Championnière, dont la haute autorité est indiscutable dans la matière :

En présence d'une plaie pénétrante de poitrine (comme nous pouvons en observer dans les régiments à la suite d'accidents, de tentative de suicide, de duel...), le blessé sera placé dans des conditions d'immobilité aussi complète que possible. C'est souvent pour lui une question de vie ou de mort.

Aussi, s'il ne peut être permis aux médecins des corps de troupes, dans ces circonstances tout à fait exceptionnelles, de garder le blessé à l'infirmerie, pendant quelques jours en attendant les événements, je conseillerai tout au moins de placer le blessé sur un brancard, et de le transporter à l'hôpital à bras d'hommes, si la chose est possible (deux hommes dans les brancards, et un homme de chaque côté des hampes).

230ª. — LÉSIONS DE LA NUQUE ET DU DOS
(parties molles)

Peu profondes et peu étendues.

Les lésions de la nuque et du dos, parties molles, ne présentent qu'un intérêt relatif au point de vue chirurgical ; aucun organe essentiel n'est en jeu, grâce à la protection de la cage thoracique ou de masses musculaires très développées.

La *contusion* de la nuque et du dos se traitera par les moyens ordinaires, sauf dans le cas où il y aurait décollement et glissement de la peau sur une certaine étendue, il se produit généralement alors un épanchement traumatique de sérosité :

Cet épanchement, parfois assez développé, surtout à la région lombaire, a peu de tendance à se résorber spontanément, en raison de la rupture des vaisseaux cutanés. — Il faut alors envoyer le blessé à l'hôpital où se fera l'évacuation de cet épanchement séreux.

233ᵃ. — LÉSIONS DES ORGANES GÉNITAUX

(scrotum et testitules)

Les lésions des organes génitaux nécessitent toujours un interrogatoire sérieux et un examen attentif des parties blessées pour connaître du degré de gravité du traumatisme.

La *contusion des bourses* se rencontre encore assez fréquemment chez nos soldats. Elle se traduit le plus souvent par un épanchement sanguin diffus qui s'observe dans les différentes tuniques du scrotum, et plus particulièrement dans le tissu cellulaire sous-dartoïque. Elle provoque souvent un hématome, bien étudié dans la thèse de Baseil (Nancy, 1890).

Lorsque le sang s'est infiltré dans les tuniques du scrotum, le premier traitement, c'est le repos. — Le blessé se couchera, les jambes allongées, les bourses bien relevées. — Elles reposeront sur un plan solide formé d'un large carton échancré dans son milieu et bien matelassé par une bonne couche de ouate.— Puis on appliquera sur la région froissée de larges compresses imbibées d'eau blanche, froides au début pour mieux calmer la douleur, chaudes, très chaudes même ensuite pour mieux faciliter la résorption du sang.

La résorption de l'épanchement sera facilitée du reste par un massage local, par une malaxation douce et délicate des bourses prises à pleines mains pendant que la pulpe des doigts écrase petit à petit les caillots.

En aucun cas, cette malaxation ne doit déterminer de douleur.

S'il y a un épanchement abondant bien collecté, le blessé sera envoyé à l'hôpital où une incision et le lavage de la poche assureront une rapide guérison.

Dans le cas de *plaie simple du scrotum* par piqûre, par coupure, appliquer le pansement iodoformé sublimé; on entourera les bourses d'une bonne couche de ouate, maintenue à l'aide d'un suspensoir de toile. — Ces plaies simples des bourses, soigneusement nettoyées, guérissent en général très vite.

Dans le cas de *plaies contuses*, avec lésion du testicule, hernie de la glande, crainte de sphacèle, il sera fait sur-le-champ un pansement antiseptique provisoire, — on parera aux dangers d'hémorragie, — et le blessé sera dirigé d'urgence à l'hôpital.

234ª. — LÉSIONS DE L'ÉPAULE ET DE LA RÉGION CLAVICULAIRE (parties molles)

Peu profondes et peu étendues.

Les lésions de l'épaule et de la région claviculaire nécessitent un examen attentif de la région pour bien établir son diagnostic : le blessé arrive bien souvent avec une épaule meurtrie, avec un gonflement très accusé de toute la région, et parfois aussi, en raison de sa douleur, une défense musculaire qui ne facilite pas l'exploration pourtant nécessaire.

Ici, il faudra songer à la fracture de la clavicule et aux différentes variétés de luxation de l'épaule et de fracture de l'humérus, lésions qui nécessitent l'envoi à l'hôpital.

La *contusion* de l'épaule ne nécessite que le traitement simple : repos, compresses résolutives ; puis le bras sera mis dans une grande écharpe triangulaire, qui sera serrée de telle façon que le bras soit placé un peu élevé, pour que les muscles de l'épaule soient en résolution complète.

Cette écharpe triangulaire sera maintenue derrière le cou, non pas à l'aide de nœuds dont la pression sur la nuque fait souffrir le patient, mais à l'aide de deux épingles de sûreté qui maintiendront les deux chefs entre-croisés. — Une troisième épingle qui rattachera la pointe de l'écharpe à sa partie antérieure calera le coude.

On fera diminuer d'une façon notable le gonflement par quelques massages bien appliqués, et après chaque séance, on fera exécuter à l'épaule tous les mouvements voulus, rotation, adduction, abduction.

Signalons aussi qu'en cas de douleurs très vives de la région blessée, on s'est bien trouvé, pour les calmer, de l'application de cataplasmes opiacés très chauds.

235ᵃ. — LÉSIONS DU BRAS (parties molles)

Peu profondes et peu étendues.

Les lésions simples du bras ne présentent aucune particularité à signaler dans leur traitement.

La seule complication à redouter est la lymphangite, suivie d'adénite sous-axillaire douloureuse, assez fréquente au bras. — Elle disparaîtra aisément par le repos et les enveloppements humides. Les pansements appliqués au bras ne devront pas être trop serrés pour ne pas gêner la circulation du membre. — Un excès de compression est facile en raison de sa forme cylindrique.

236ᵃ. — LÉSIONS DU COUDE (parties molles)

Peu profondes et peu étendues.

Les lésions du coude nécessitent aussi dans leur examen toute l'attention du chirurgien, car le plus souvent à la suite d'un traumatisme du coude, le blessé se présente à nous avec une infiltration très notable de la région et un gonflement considérable. — De plus, l'élément douleur vient s'y ajouter aussi, et l'examen en est par là rendu plus difficile.

Nous établirons donc pour le mieux notre diagnostic, et dans les cas de lésions de quelque gravité, le blessé sera dirigé d'urgence sur l'hôpital, après avoir reçu un pansement provisoire, le bras soutenu dans une écharpe triangulaire.

Si les lésions sont peu graves, le traitement est simple.

La *contusion* du coude se soigne par le repos de l'articulation, l'application de compresses résolutives d'eau blanche appliquées très chaudes, et l'immobilisation du bras par une bonne écharpe triangulaire, maintenue par des épingles de sûreté.

Ici aussi, le massage doux et prolongé donnera d'excellents résultats. Après le massage, on fera faire au blessé, pendant quelques minutes, tous les mouvements de l'articulation du coude. En aucun cas, ces mouvements provoqués ne doivent éveiller de douleur.

Lorsque les symptômes aigus de la contusion seront calmés, une douche locale de trente à soixante secondes — douche froide reçue sous le robinet du lavabo, et dont le jet frappera toutes les parties du coude, — facilitera considérablement la guérison.

Après la douche et la séance de mouvements de l'articulation, le coude sera réinstallé dans son écharpe, mais au bout de quelques jours, les symptômes doivent s'être suffisamment amendés pour que le bras reste libre, et que le blessé s'en serve petit à petit. Sinon, il y aurait lieu de penser à une lésion plus profonde, jusqu'alors méconnue.

Les *plaies simples* et les *plaies contuses* ne réclament pas de traitement spécial.

237ª.— LÉSIONS DE L'AVANT-BRAS (parties molles)

Peu profondes et peu étendues.

Les lésions de l'avant-bras qui n'intéressent ni les plans musculaires, ni les vaisseaux et nerfs de la région, ne nécessitent qu'un traitement très simple sur lequel point n'est besoin d'insister.

Rappelons que les pansements de l'avant-bras ne doivent jamais être trop serrés, car la circulation s'interrompt facilement, par suite de la constitution anatomique du membre.

238ª. — LÉSIONS DU POIGNET (parties molles)

Peu profondes et peu étendues.

Les lésions du poignet sont assez fréquentes dans l'armée, et l'on a affaire à des contusions, à des plaies qui présentent souvent un caractère grave. En raison de leur situation superficielle, les vaisseaux et les nerfs sont plus exposés au traumatisme que dans toute autre région; il en est de même des tendons. La blessure de ces derniers s'accompagne toujours de l'ouverture des gaînes synoviales, complication dont on connaît la redoutable gravité.

Le poignet est par excellence le lieu d'élection des diverses synovites : synovite crépitante, kystes synoviaux tendineux, synovite aiguë à grains riziformes, kystes synoviaux folliculaires.

Les tumeurs malignes du poignet se localisent presque toujours à l'extrémité inférieure du radius.

L'on voit par là toute la nécessité de faire un examen sérieux lorsqu'on se trouve en présence d'un poignet blessé ou douloureux.

Dans les infirmeries régimentaires, nous pouvons traiter la *contusion simple* et l'*entorse légère* du poignet assez fréquente chez le soldat. On commencera par appliquer des compresses résolutives d'eau blanche pour calmer la douleur et atténuer le gonflement. La main sera soutenue par une longue compresse-écharpe maintenue à la veste, à la hauteur voulue, par deux épingles de sûreté. Puis on fera — par jour — une ou deux séances de massage, de quinze à vingt minutes, suivies d'une douche locale sous un robinet de lavabo. Après le massage et la douche, on fera faire pendant quelques minutes un peu de gymnastique articulaire qui assouplira vite les tissus voisins et remettra toutes les choses en état.

Le poignet sera entouré de ses compresses résolutives et la main mise dans son écharpe.

Au bout de quelques jours, la guérison doit être obtenue.

Disons que la constitution anatomique de la région se prête tout particulièrement à un massage méthodique par la pulpe des pouces. Le massage se fera facilement, non seulement dans l'axe du membre, dans la direction des tendons, mais aussi circonférentiellement en promenant les pouces en rond sur l'articulation. On obtient par ce procédé de très bons résultats.

Les *plaies simples* et les *plaies contuses* du poignet ne peuvent être que très bénignes si nous les traitons dans nos infirmeries. Le traitement est simple : lavage de la plaie, pansement iodoformé sublimé et une couche de ouate.

Mais les plaies un peu profondes seront toujours plus graves parce qu'elles peuvent intéresser les tendons, les synoviales, les nerfs, les vaisseaux, et dans ce cas, après un premier pansement antiseptique approprié, après avoir paré aux dangers d'hémorragie ou d'infection, nous enverrons le blessé à l'hôpital.

239ᵃ. — LÉSIONS DE LA MAIN (parties molles)

Peu profondes et peu étendues.

Les lésions de la main que nous soignerons dans nos infirmeries ne peuvent être non plus que superficielles et très bénignes.

Les lésions plus graves, les plaies par instruments piquants et tranchants, les coupures qui intéressent les parties profondes, les plaies contuses et les écrasements nécessitent l'entrée du blessé à l'hôpital, après avoir appliqué un premier pansement antiseptique.

La conduite à tenir sera facile, et en général, il n'y aura pas de difficulté pour prendre une décision.

Ce que nous voyons souvent, ce sont des phlegmons, des abcès, des lymphangites de la main, avec la peau tendue, luisante, un œdème considérable, suites d'une blessure, d'une écorchure infectée, d'un durillon forcé.

Le traitement ne se différencie pas de celui des abcès en général : si l'on soupçonne du pus, — cas le plus fréquent, — on débridera par la pointe du bistouri enfoncée à l'endroit le plus tuméfié ou le plus douloureux. Alors même qu'il ne s'écoulerait pas de pus, cette saignée locale procurera une décongestion des tissus et un soulagement notable.

Ici, il est facile d'appliquer le traitement des bains prolongés. En pareil cas, n'hésitez pas à faire mettre la main blessée dans un bain chaud de sublimé dédoublé pendant deux heures le matin, trois heures dans l'après-midi, et dans les intervalles, elle est largement recouverte de compresses imbibées de solution de sublimé, protégées par du tissu imperméable pour empêcher l'assèchement trop rapide.

Il est rare, dans ces conditions, de ne pas voir les phénomènes inflammatoires tomber le troisième, le quatrième jour.

Si la douleur persistait aussi vive, si l'œdème ne diminuait pas, si la tension des tissus progressait, craignez le phlegmon profond et l'infection grave; envoyez dès lors le blessé d'urgence à l'hôpital, où se feront les débridements nécessaires.

Il sera toujours sage, à l'infirmerie, de faire prendre la température du blessé, matin et soir, ce qui nous donnera un renseignement précis et utile.

240ª. — LÉSIONS DES DOIGTS

Peu profondes et peu étendues.

Les lésions superficielles des doigts ne nous attarderont pas longtemps, — car toute autre lésion de quelque gravité nécessitera l'envoi du blessé à l'hôpital, que l'on ait affaire à une fracture des phalanges, à une entorse de leurs articulations, à un panaris profond ou ostéopériostique, à des phlegmons profonds.

La *constriction* ou *étranglement* d'un doigt peut se présenter assez souvent, provoqué par des anneaux, des bagues, sous l'influence d'une brûlure, d'un panaris. Il faudra tout d'abord plonger la main dans l'eau froide et l'y maintenir, pour diminuer les symptômes d'inflammation et par suite le gonflement œdémateux; — on savonnera le doigt gonflé et on essayera de faire passer l'agent de constriction.

Oribase conseille de passer à l'aide d'une aiguille l'extrémité d'un fil sous l'anneau, de manière qu'une petite partie sorte du côté de la racine du membre, le reste du fil est entouré autour de l'extrémité libre du doigt, il suffit ensuite de prendre le bout supérieur et de dérouler cette spire pour faire cheminer le corps constricteur.

On peut aussi essayer de sectionner l'anneau avec une pince ou une lime : les anneaux d'or, d'argent, de cuivre pourront être facilement dissous dans un bain de mercure.

Je donne pour mémoire ces procédés d'enlever du doigt un agent constricteur parce qu'il est souvent urgent d'agir vite, sans quoi on est obligé d'en venir à l'amputation du doigt.

Dans toute lésion des doigts, la main sera portée dans une compresse-écharpe.

L'*entorse légère* des doigts, du pouce particulièrement, s'observe encore souvent. Traitement habituel : repos, massage léger, compresses résolutives. Il sera parfois nécessaire, pendant quelques jours, d'immobiliser l'articulation malade, une fois le massage terminé, à l'aide d'une petite planchette ou d'un morceau de carton, taillé comme il convient, et bien matelassé avec de la ouate. La main (ou le pouce) est alors immobilisée à l'aide de quelques bandelettes de diachylon.

Le traitement de la *tourniole* et du *panaris* est donné dans un chapitre spécial (n° 253).

241ª. — LÉSIONS DE LA HANCHE (parties molles)

Peu profondes et peu étendues.

Les lésions de la hanche qui ne déterminent pas d'accidents de réelle gravité, gardent au contraire un caractère bénin.

La *contusion* de la hanche, si elle est interstitielle, causée par une infiltration sanguine dans la trame de la peau ou les mailles du tissu cellulaire, se traitera par le repos, des lotions à l'eau blanche, et une douce compression ouatée. Quelques séances de massage favoriseront la disparition de l'ecchymose.

S'il y a eu froissement et décollement sous-cutané, l'emploi de la compression à l'aide de la bande élastique en caoutchouc est d'une efficacité indiscutable. Mais l'application de cette bande, ainsi que je l'ai déjà dit, sera toujours faite par le médecin, la compression en effet doit être suffisante pour obtenir le but désiré, sans cependant que la circulation soit gênée : il y a là un tour de main à acquérir, et jamais le patient ne doit éprouver de douleur; mais une bande de caoutchouc bien appliquée rendra de réels services.

Les plaies simples et contuses ne réclament pas de traitement particulier.

242ª. — LÉSIONS DE LA CUISSE (parties molles)

Peu profondes et peu étendues.

Les lésions de la cuisse qui n'intéressent que la peau et le tissu cellulaire sous-cutané, ne nous arrêteront pas longtemps, leur traitement étant simple.

La *contusion* se soignera par le repos du membre, — des applications de compresses résolutives d'eau blanche, — et quelques séances de massage méthodique si l'ecchymose apparaît.

Ici encore, s'il y a infiltration sanguine disséminée ou collectée, l'emploi prudent d'une bande élastique serrée à point favorisera la résorption du liquide extravasé.

Les *plaies simples* ou *contuses* se traiteront comme toute plaie par un lavage complet antiseptique, l'affrontement des lèvres de la plaie avec un ou deux points de suture, si cela est nécessaire, un léger nuage d'iodoforme et un carré de gaze au sublimé. Le pansement sera maintenu par une compression ouatée méthodique.

243ª. — LÉSIONS DU GENOU (parties molles)

Peu profondes et peu étendues.

Toute lésion du genou doit nécessiter un examen attentif de la part du médecin, et si l'affection lui semble sérieuse, il fera entrer d'urgence le blessé à l'hôpital après lui avoir appliqué un premier pansement provisoire.

La *contusion* du genou, de cause directe ou indirecte, se compliquant ou non d'entorse, ne se traitera à l'infirmerie que si elle a un caractère bénin. — Le repos et l'immobilité absolue du membre, placé en extension dans une gouttière, feront la base du traitement. — On y joindra la compression simple ou mieux la compression forcée de Delorme, avec de la ouate.

S'il y a épanchement dans le genou, on essayera le massage méthodique autour de la rotule, et le pansement ouaté compressif. — Au bout d'une semaine, emploi de révulsifs : deux couches de teinture d'iode, pendant trois jours, — vésicatoire en fer à cheval autour de la rotule, puis pansement ouaté. — On commencera par tresser une véritable couronne de ouate que l'on posera sur le genou, la rotule étant au centre. Puis on appliquera une bonne couche de ouate, en veillant à ne pas déplacer la couronne ouatée périrotulienne, et on maintiendra le tout par une bande de toile, ou mieux de flanelle, plus élastique, qui assure mieux une compression uniforme.

Il est bien entendu que cette compression ouatée s'appliquera depuis la racine des orteils et remontera jusqu'à mi-cuise, pour avoir, sans danger de constriction, tout son effet utile.

Le traitement de l'inflammation des bourses séreuses, de l'hygroma, a été donné au chapitre n° 157.

Les kystes et les tumeurs diverses du creux poplité seront traités à l'hôpital.

244ª.— LÉSIONS DE LA JAMBE (parties molles)

Peu profondes et peu étendues.

Les lésions de la jambe sont des plus fréquentes dans l'armée. — Graves, elles doivent être traitées à l'hôpital.

— De caractère bénin, elles seront soignées à l'infirmerie.

De tous les segments des membres, la jambe est le
plus exposé aux *contusions*. La faible épaisseur des
parties molles qui recouvrent le tibia à sa face antérieure,
la difficulté qu'ont les membres inférieurs, contraints de
soutenir le poids du corps, à se dérober aux violences
de toute sorte, constituent autant de circonstances
favorables à l'action du traumatisme. — L'attrition des
parties varie depuis l'ecchymose la plus légère jusqu'au broiement, à l'écrasement des tissus.

A la suite de contusions de moyenne intensité, on
voit souvent se développer une bosse sanguine, un
épanchement de sérosité décrits par Morel-Lavallée, —
ou on voit une section très nette des tissus, coupés
sur la crête du tibia comme par un instrument tranchant ; — on observe aussi des périostites localisées,
souvent longues à guérir.

Les contusions légères ne demandent aucun soin
spécial. — Le blessé sera mis au repos, la jambe
étendue, et sur le point douloureux, on appliquera des
compresses résolutives d'eau blanche.

Mais si le périoste s'enflamme, le repos devient alors
une nécessité absolue, et les révulsifs rendent de grands
services : une série de pointes de feu sur le siège de la
douleur donnera les meilleurs résultats. — S'il existe
une petite plaie, un petit ulcère, l'application d'un vésicatoire échancré d'un trou de la grandeur de la plaie
hâte beaucoup la guérison.

La contusion du mollet, de la face postérieure de
la jambe, ne présente pas de gravité : massage et application de compresses résolutives en viennent faci-

lemènt à bout. — S'il y a infiltration sanguine, ou bosse sanguine, l'application de la bande élastique en caoutchouc favorisera la résorption du liquide épanché. Disons encore que ce moyen de traitement nécessite une attention sérieuse pour éviter les symptômes de constriction du membre.

Les *plaies simples* et *plaies contuses superficielles* ne réclament aucun traitement particulier :

Les *varices*, si fréquentes aux membres inférieurs, ont été traitées dans un chapitre spécial n° 97.

245ᵃ. — LÉSIONS DU COU-DE-PIED (parties molles)

Peu profondes et peu étendues.

Les lésions traumatiques des parties molles du cou-de-pied ne sont pas communes. Presque toujours les os ont été intéressés en même temps, et la blessure tire toute sa gravité de cette dernière circonstance. Aussi, après un premier pansement antiseptique provisoire, le blessé sera dirigé sur l'hôpital.

Pour les lésions de moindre importance, le traitement ne varie pas beaucoup.

En cas de *contusion*, repos de l'articulation, massage journalier, et compresses résolutives d'eau blanche. La guérison s'obtiendra en quelques jours.

En cas de *plaies simples* et de *plaies contuses*, il sera rare que nous puissions garder le blessé à l'infirmerie : en raison de la laxité du tissu cellulaire du cou-de-pied, de l'existence des huit gaines synoviales tendineuses, la gravité ordinaire des blessures de cette région ne fait de doute pour personne. Elles exposent aux inflammations diffuses, à la septicémie, aux hémorragies et aux arthrites : d'où s'impose l'envoi à l'hôpital.

Les plaies simples du tégument se traiteront comme toute autre plaie par un bon nettoyage antiseptique, et un pansement iodoformé sublimé.

Je ne parlerai pas volontairement ici d'une lésion très commune du cou-de-pied, l'entorse tibio-tarsienne. — Cette affection a été traitée dans un chapitre spécial (n° 168), ainsi que l'arthrite légère, qui lui est souvent consécutive (chap. n° 169).

Je rappellerai cependant que c'est à la suite d'entorse qu'il persiste souvent un empâtement de la région, un gonflement des tissus périarticulaires, de la raideur articulaire, qui s'effacent lentement, et qui parfois sont le point de départ de synovites fongueuses, de lésions tuberculeuses, de tumeurs blanches, ainsi que l'a si bien fait remarquer Sédillot.

Donc, tout soldat atteint d'entorse sera, de notre part, l'objet d'une surveillance réelle, que nous exercerons efficacement en faisant venir le blessé à notre visite tous les quatre jours, tous les huit jours pour nous rendre compte, *de visu*, qu'une lésion grave n'évolue pas lentement et sourdement dans l'article entorsé.

Nous ne saurions, à ce sujet, trop faire de recommandations à nos camarades des régiments.

246ª. — LÉSIONS DU PIED (parties molles)

Peu profondes et peu étendues.

Les lésions du pied qui nous intéressent ne peuvent être que très bénignes. — Les lésions graves nécessitent l'entrée à l'hôpital.

La *contusion* simple du pied réclame le traitement ordinaire.

Les *phlegmons* du pied ne peuvent nous retenir long-temps, puisqu'ils se trouvent comme tous les phlegmons étudiés au chapitre n° 252.

Les *plaies simples* et les *plaies contuses* du pied se soignent par un lavage antiseptique très rigoureux, — un ou deux points de suture s'il y a lieu, — et le pansement iodoformé sublimé, qui facilitera la coaptation des lèvres de la plaie.

La *tarsalgie* s'observe encore fréquemment chez le soldat. C'est une affection bien décrite par Gosselin qui la considérait comme une ostéo-arthrite localisée entre les os de la première et ceux de la seconde rangée du tarse.

Elle se développe surtout, après des marches prolongées.

Cette affection est justiciable du repos et de l'immobilité, parfois pendant plusieurs semaines ; et dans certains cas, on est autorisé à appliquer un appareil inamovible, un appareil silicaté qui, immobilisant les articulations, fera disparaître la douleur et rendra l'usage du pied.

Un homme, atteint de tarsalgie, devra le plus généralement être exempté de marche — être proposé pour un changement d'arme, s'il est dans l'infanterie, — ou être désigné pour occuper un emploi sédentaire dans son corps.

247ª. — **LÉSIONS DES ORTEILS** (parties molles)
Peu profondes et peu étendues.

Les lésions des orteils sont fréquentes dans l'armée, particulièrement dans l'infanterie, mais on y observe souvent des excoriations, des abcès compliqués le plus généralement de lymphangite, èt qui sont justiciables du traitement des abcès donné dans un des chapitres suivants.

La *contusion* des orteils s'observe surtout à la suite d'un heurt ou d'une chute sur l'extrémité inférieure du pied. Cet accident, qui ne présente pas de gravité, ne nécessite que du repos et quelques applications de compresses résolutives. S'il y a un peu d'infiltration sanguine, il sera facile de faire quelques petites séances de massage pour faciliter la résorption de l'ecchymose.

Le blessé gardera souvent quelque sensibilité des orteils à la suite de contusion. S'il n'y a pas de symptôme inflammatoire du côté des articles, il sera utile de lui recommander la marche, même au prix de quelque souffrance au début, pour retrouver la souplesse des articulations.

La *plaie simple* et la *plaie contuse* des orteils ne présente rien de particulier à signaler. Ici, plus encore qu'ailleurs, il est indispensable d'assurer la propreté rigoureuse, le nettoyage exact de la plaie, pour éviter les chances d'infection, si fréquentes dans les blessures des orteils.

Les lèvres de la plaie seront bien réunies, et après

un pansement iodoformé, maintenues en contact avec une couche de ouate et un tour de bande. — Il sera rarement nécessaire de faire un ou deux points de suture.

Le pansement sera, au début, renouvelé tous les jours, et le malade consigné au lit. — La guérison s'obtiendra en quelques jours.

Les *orteils en marteau* se rencontrent encore assez souvent. Ils ne sont un motif de réforme que si la marche se fait sur l'ongle même. Il n'en est pas moins vrai que cette infirmité est une cause de gêne et de douleur pour les marches militaires. — Nous ne pouvons pas songer à appliquer le traitement chirurgical des orteils en marteau ; mais nous devons surveiller l'homme atteint de cette petite infirmité, lui faire faire des chaussures spéciales, l'exempter de longues marches, et le proposer pour un emploi sédentaire ou pour un changement d'arme.

Dans le cas de durillon abcédé, ou d'un point ulcéré au niveau du coude phalangien en saillie, on peut retrancher d'un coup de ciseau la peau correspondante, suturer la peau sans drainage et appliquer le pansement iodoformé sublimé, en recommandant le repos au lit pendant quelques jours.

Les *cors*, *durillons* et *oignons* sont provoqués par la pression et le frottement des chaussures mal faites.

Non seulement les chaussures trop étroites provoquent des cors ou des durillons, mais même aussi des chaussures trop larges, par suite du ballottement exagéré des pieds dans ces chaussures, après de longues marches.

Nous n'avons guère de médicaments pour remédier à cette infirmité, parfois très douloureuse, nous pourrons cependant donner les conseils suivants :

Faire choix de bonnes chaussures bien appropriées aux pieds.

Protéger les cors à l'aide de rondelles ouatées pour en éviter la compression douloureuse.

Appliquer une couche de ouate collodionnée sur les cors.

Si l'on se taille les cors, prendre un bain de pied qui ramollit les cellules épidermiques, et couper les lames superficielles avec un rasoir ou un canif bien tranchant, sans atteindre les parties vives du derme, ses papilles ou ses vaisseaux. On a vu souvent des accidents très graves être la conséquence de plaies ainsi créées.

Les différents onguents ou emplâtres corricides pourront être aussi utilisés.

TREIZIÈME SECTION

MALADIES DIVERSES NON CLASSÉES

248. Excoriations, abcès et autres accidents locaux et légers consécutifs aux marches. — 250. Excoriations, abcès, contusions et autres accidents locaux et légers du cavalier. — 251. Furoncles. — 252. Phlegmons, abcès peu étendus. — 253. Panaris simple. — 254. Onyxis, ongle incarné.

248. — EXCORIATIONS, ABCÈS ET AUTRES ACCIDENTS LOCAUX ET LÉGERS CONSÉCUTIFS AUX MARCHES

Nombreux sont les accidents locaux de la marche, particulièrement chez les fantassins.

Dans son traité d'hygiène militaire, M. le médecin principal de 1ʳᵉ classe Laveran les énumère : ampoules, — excoriations des pieds, — durillons forcés, — hyperhidrose plantaire, — tarsalgie, — périostite des métatarsiens.

Je ne reviendrai pas ici sur le traitement spécial du plus grand nombre de ces accidents locaux consécutifs aux marches, et qui ont déjà été traités dans des chapitres spéciaux.

Les *excoriations des pieds*, les abcès et lymphangites qui en sont la conséquence habituelle, n'ont pas un traitement différent de celui des phlegmons et abcès en général — chapitre nᵒ 252 — justiciables du repos, d'un coup de bistouri et d'un pansement humide antiseptique.

Les *durillons* forcés se traiteront aussi de la même façon.

L'*hyperhidrose plantaire* a été le sujet d'un chapitre spécial (n° 202).

La *tarsalgie* a été étudiée avec les lésions du pied dans le chapitre n° 246.

Il nous reste donc à étudier les *ampoules* et la *périostite des métatarsiens*.

Les *ampoules* sont très fréquemment observées chez les soldats des régiments d'infanterie. La sueur des pieds, l'hyperhidrose plantaire favorise l'apparition des ampoules par suite de la macération de l'épiderme.

Pour les éviter, on a conseillé de saupoudrer de poudre d'alun finement pulvérisé la peau des pieds, — de graisser les pieds tous les jours avec le suif ordinaire de la chandelle vulgaire, — de frotter les pieds avec de la ouate trempée dàns la solution d'acide chromique au 1/10ᵉ, procédé qui est en usage dans l'armée allemande.

Lorsque l'ampoule est formée, il faut bien se garder d'enlever l'épiderme, mais la percer de part en part deux ou trois fois avec une aiguille flambée, ou l'inciser dans toute sa longueur avec le bistouri, la presser ensuite pour la vider complètement, soulever les deux bords et y introduire avec un pinceau de la poudre d'acide borique. On recouvre ensuite d'un carré de gaze enduite de vaseline boriquée que l'on maintient par un morceau de sparadrap.

On peut marcher immédiatement sans douleur et le lendemain la plaie est sèche.

La *périostite des métatarsiens* s'observe surtout à la suite de marches fatigantes, et serait une affection de nature rhumatismale d'après Poulet, — et au contraire une affection d'origine traumatique, consécutive aux frottements répétés de l'empeigne sur le dos du pied, d'après M. Pauzat, qui en a fait une étude spéciale; « De la périostite ostéoplasique des métatarsiens à la suite des marches » (*Archives de médecine et de pharmacie militaires*, 1887, p. 337).

Le traitement conseillé par M. Pauzat est le suivant: repos au lit nécessaire dans les cas graves, repos relatif dans les cas légers.

Emploi de liquides résolutifs, compresses d'eau blanche; d'eau-de-vie camphrée.

Massage et compression.

La durée de cette affection est naturellement longue, un mois au moins, et si l'on ne veut pas exempter de tout service pendant un si long temps les hommes atteints de périostite, il faut au moins les exempter de marches et d'exercices fatigants.

La cause la plus commune de ces différentes affections est surtout la chaussure du soldat, souvent défectueuse quand on examine la question de près. Je n'ai pas à rappeler ici les conditions que doit remplir une bonne chaussure, mais il faudra toujours surveiller les chaussures des hommes, particulièrement au cours des manœuvres. Le cuir doit être graissé, souple et imperméable, et les chaussures nettoyées tous les jours. On voit trop souvent des chaussures toutes poudreuses, le lendemain matin, de la poussière des routes parcourues la veille: comment s'étonner après cela que ces chaussures au cuir sec, durci, non entretenu blessent à coup sûr les hommes qui les portent pendant les longues étapes des manœuvres ! Les médecins des régiments doivent rappeler sur cette question essentielle toute la sollicitude des commandants de compagnies.

250. — EXCORIATIONS, ABCÈS, CONTUSIONS ET AUTRES ACCIDENTS LOCAUX ET LÉGERS DU CAVALIER

Certains accidents particuliers sont observés chez les cavaliers en raison de l'exercice du cheval, surtout pendant la première année de service.

Ainsi les jeunes soldats sont sujets aux *excoriations* au niveau du sacrum, aux fesses et à la partie interne des genoux, sur tous les points soumis aux frottements.

Le *traitement* de ces excoriations est simple : soins de propreté, — applications de vaseline boriquée — et quelques jours d'exemptions de cheval. Les excoriations sèchent et se guérissent en quelques jours.

Les *furoncles*, l'*ecthyma* sont très communs chez les cavaliers et se développent souvent avec un caractère épidémique : leur traitement ne comporte rien de particulier à noter ici, il est le même que celui du furoncle, donné au chapitre n° 251 — ou de l'ecthyma (chap. n° 207).

Les *contusions* sont fréquentes chez le cavalier et peuvent avoir pour siège toutes les parties du corps. La contusion légère, interstitielle, la seule qui puisse nous occuper ici, constituée par une infiltration sanguine dans les mailles du tissu cellulaire, se traite par le repos de la partie lésée, des séances de massage (voir la notice sur le massage) pour hâter la résorption du sang, et des applications permanentes de compresses trempées dans des solutions très chaudes d'eau blanche : 1 gramme de sous-acétate de plomb pour 50 grammes d'eau, — ou d'alcool camphré, qui sera étendu d'eau d'après la formule suivante :

Alcoolé de camphre concentré.	250 grammes.
Alcool à 95°..................	342 —
Eau	408 —

pour faire un litre d'alcoolé de camphre étendu.

La *hernie musculaire* des adducteurs, l'*ostéome* sont des accidents qui présentent toujours assez de gravité pour nécessiter l'envoi des blessés à l'hôpital.

Quant au *coup de fouet*, il ne demande comme traitement que le repos du membre, l'immobilité, et une compression ouatée légère, assurée avec une bande de flanelle qui permet une pression à la fois ferme et élastique.

251. — FURONCLES

Les furoncles s'observent très fréquemment chez les soldats ; le fait est facile à expliquer : ainsi que l'a démontré Pasteur, le furoncle est une affection parasitaire, le microbe pathogène pénètre et colonise dans les glandules de la peau, et certaines peaux sont plus particulièrement favorables à cette culture. Malgré les soins de propreté qu'on lui fait prendre, malgré les douches qu'on lui donne tous les quinze jours, voire même toutes les semaines, le soldat garde souvent un tégument externe favorable à l'éclosion et à la repullulation des germes, et les poussées furonculeuses sont très fréquemment observées dans l'armée.

A. 1° Aussi le traitement prophylactique *local* consistera-t-il à rendre autant que possible la peau inhabitable aux germes, par de fréquentes ablutions, répétées tous les jours ou tous les deux jours, s'il le faut.

Les hommes prédisposés aux furoncles seront donc envoyés à la douche, et là, ils se frictionneront au savon et se nettoieront consciencieusement la peau, particulièrement aux points où les furoncles apparaissent le plus volontiers.

La douche prise, le malade fera une lotion sur les parties furonculeuses avec de l'eau alunée (10 grammes d'alun pour un litre et demi d'eau), ou de la liqueur de Van Swieten coupée de moitié d'eau bouillie. On recommandera au malade de ne pas s'essuyer après cette lotion qui séchera sur la peau.

Cette toilette de la peau est indispensable, et arrête souvent les poussées furonculeuses, les ensemencements qui envahissent de proche en proche de larges surfaces du tégument.

2° Mais, de même que l'on agissait de l'extérieur sur les glandes de la peau, de même on a recherché à agir de dedans en dehors en activant la sécrétion des appareils sébacés et sudoripares.

De tous les remèdes qui ont été proposés dans ce but tels l'hyposulfite de soude, les préparations sulfureuses, etc., nous ne pouvons guère en utiliser que deux, dans nos infirmeries régimentaires.

a. Le premier a été préconisé par Hardy, c'est l'eau

de goudron, que nous obtiendrons en enduisant la paroi interne d'une cruche en grès de goudron de bois, et en remplissant d'eau pure : 1,2,3 verres par jour. — Cette eau de goudron est du reste un remède populaire qui est considéré depuis longtemps cõmme préventif des furoncles. Sa réaction doit être légèrement alcaline ; il faut se garder cependant de la préparer avec une eau séléniteuse, sinon elle ne se conserverait pas, et contracterait une odeur d'hydrogène sulfuré.

b. Le second est dû à Hunter : il consiste à boire de l'eau alcaline : 4 grammes de bicarbonate de soude dans un litre d'eau à boire dans la journée.

3° A ces traitements, on peut ajouter l'emploi de purgatifs répétés : 20 grammes de sulfate de magnésie tous les quatre jours, pour assurer une antisepsie intestinale relative ; — ou encore 1 gramme de rhubarbe tous les deux jours, puisque nous n'avons dans nos infirmeries, ni benzonaphtol, ni salicylate de bismuth. Quelques auteurs considèrent ces purgations comme inutiles ; Bouchard cependant les recommande beaucoup, et je crois à mon tour qu'elles rendent de réels services.

B. Lorsque le furoncle apparaît, quel est le traitement à lui opposer ?

1° On peut essayer de faire avorter le furoncle naissant en le cautérisant légèrement avec le crayon de nitrate d'argent, — moyen infidèle, — ou en le badigeonnant d'une ou deux couches de teinture d'iode. Les résultats ainsi obtenus sont plus satisfaisants.

M. E. Vidal conseille de recouvrir le furoncle d'un petit gâteau de coton hydrophile trempé dans l'alcool absolu saturé d'acide borique.

2º Si le furoncle se développe, on le traitera par des compresses permanentes d'eau boriquée très chaudes, recouvertes de tissu imperméable, — ou trempées dans la liqueur de Van Swieten dédoublée.

Si la peau est tendue, rouge, si la douleur est vive et s'irradie autour du furoncle, on atténuera ces symptômes inflammatoires en appliquant sur le furoncle un carré de cataplasme Lelièvre, bien ramolli dans l'eau boriquée chaude, et arrosé de quelques gouttes d'alcool camphré, c'est, pour M. Brocq, le meilleur pansement du furoncle.

3º Lorsque le furoncle a pointé, que sa tête a blanchi, il faut évacuer le pus qu'il renferme : on lavera soigneusement au sublimé, et on percera la partie acuminée soit de la pointe du bistouri, soit de l'extrémité d'une aiguille préalablement flambée, et portée sur une pince à verrou ; moyen de débridement très facile, et généralement très suffisant pour le furoncle moyen.

Pansement iodoformé sublimé, avec une légère couche de ouate. La guérison est assurée en quelques jours.

M. Ch. Castellan recommande le pansement à l'alcool camphré.

Dans les cas de furonculose tenace, les eaux minérales à recommander, pour les officiers, sont celles de *Luchon* (Haute-Garonne), eaux sulfurées sodiques, — et *Uriage* (Isère), eaux chlorurées sulfurées.

252. — PHLEGMONS, ABCÈS PEU ÉTENDUS

Les phlegmons et les abcès qui en sont la conséquence se rencontrent très fréquemment dans l'armée.

Nous ne nous occuperons ici que du phlegmon circonscrit,

de l'abcès peu étendu; mais les phlegmons diffus et l'abcès étendu à caractère infectieux sont toujours traités à l'hôpital.

A. Existe-t-il un *traitement abortif* du phlegmon circonscrit? Sans doute, nous ne possédons aucun moyen chirurgical de juguler sûrement un phlegmon à son début, mais enfin la résolution est une chose possible, il faut donc toujours la tenter, si le traitement opératoire ne s'impose pas d'urgence, évidemment, lorsque le malade vient vous trouver.

Je ne parlerai pas des frictions à l'onguent mercuriel, et de l'élévation de Gerdy : ce sont des procédés qui ont fait leur temps.

La compression peut donner de meilleurs résultats, mais, ainsi que j'ai déjà eu occasion de le dire, elle doit être méthodique, régulière et surveillée avec la plus grande attention : si elle exaspérait les douleurs, au lieu de les calmer, elle doit être immédiatement supprimée.

Reste encore le vieux cataplasme de farine de lin, qui, nous le savons tous, agit par la chaleur et par l'humidité qu'il entretient autour du foyer de l'inflammation, mais nous obtiendrons les mêmes effets en le remplaçant avantageusement par des compresses de gaze trempées dans une solution de sublimé au 1/1000ᵉ, ou d'acide borique à 25 p. 1000, et appliquées chaudes, très chaudes même, sur le foyer du phlegmon.

Ce mode de traitement rend de réels services, et c'est par lui qu'on commencera tout traitement de plegmon, car l'on a vu des inflammations très vives et menaçant tout un membre se calmer et s'éteindre sous cette excellente pratique.

Le foyer du phlegmon sera donc largement recouvert

de ces compresses qui constituent un enveloppement antiseptique humide permanent.

B. Mais dès que l'on soupçonnera la suppuration, lorsque la peau sera indurée, épaissie, comme à la nuque, au dos, au cuir chevelu, quand elle formera un bloc épais et compact comme à l'abdomen, quand elle prendra une teinte rouge foncé, il y a du pus, probablement collecté. Alors l'abcès doit être *vite* incisé et vidé.

Pour ce faire, on lavera la peau à la solution de sublimé, puis à l'alcool et à l'éther pour enlever toutes les matières grasses de l'épiderme. La peau est propre, vous inciserez le foyer avec des mains propres et un bistouri propre, en plantant hardiment la pointe au milieu de l'abcès. L'incision sera généralement parallèle à l'axe du membre.

Si on a affaire à un timoré, on fera précéder l'incision d'une injection de chlorhydrate de cocaïne à 1 gramme pour 50 grammes d'eau distillée.

Le foyer bien ouvert, on évacuera tout le pus qu'il contient par des pressions méthodiques exercées tout autour de l'abcès, et particulièrement sur les parties déclives; puis on fera un lavage à l'eau boriquée chaude qui pénétrera dans tous les coins et recoins du foyer.

M. Lejars recommande de mettre un drain court bouilli, mais il s'oppose à la mise d'une mèche, d'une lamelle de gaze qui ferait tamponnement et retiendrait le pus.

Le pansement sera simple : compresses de gaze sublimée, — coton hydrophile, — pas d'imperméable, et une couche d'ouate ou de coton cardé supérieur avec un tour de bande.

Les *abcès de la marge de l'anus* sont souvent la source de fistules et demandent à être traités d'une façon particulière pour éviter cette issue regrettable.

Voici le moyen que recommande le Dr Harsheim :

Intervention précoce, c'est-à-dire au premier indice de fluctuation. La région sera soigneusement lavée, nettoyée, et l'on donnera, préalablement, un lavement avec quelques gouttes de teinture d'opium pour retarder la première selle.

Plus tard, les selles devront être favorisées par des lavements émollients.

La région appropriée, l'incision sera faite perpendiculairement aux fibres radiées de l'anus. Si l'incision était parallèle à ses fibres, elle favoriserait la fistulisation.

Ensuite, lavage au permanganate de potasse au 1/1000[e] et au chlorhydrate de cocaïne au 1/50e, puis pansement avec un tampon iodoformé et gaze bouillie introduite lâchement dans la plaie.

On renouvelle chaque jour le pansement en enfonçant de moins en moins la mèche de gaze.

253. — PANARIS SIMPLE

Le panaris est une affection des doigts, très fréquente chez le soldat en raison des excoriations, des piqûres, des blessures multiples qui peuvent s'infecter et provoquer une inflammation plus ou moins profonde du doigt lésé.

Le *panaris simple* que nous pouvons traiter dans nos infirmeries régimentaires, ne peut comprendre que le panaris sous-épidermique : panaris érythémateux et panaris péri-unguéal, — et le panaris sous-cutané.

Les formes plus graves de panaris de la gaine et de panaris osseux nécessitent l'envoi à l'hôpital. — Le panaris des gaines, en particulier du pouce et du petit doigt, peut devenir très sérieux à cause du prolongement de ces gaines jusqu'au poignet. — Le panaris osseux est toujours compliqué d'ostéo-myélite et nécessite une intervention chirurgicale de quelque importance.

Le traitement de la *tourniole* est simple : un coup de ciseau ouvre l'ampoule qu'on excise entièrement en détachant totalement l'épiderme soulevé avec des ciseaux courbes. Puis on examinera toujours soigneusement, après un bon nettoyage au sublimé dédoublé, la surface dermique sous-jacente, afin de s'assurer qu'il n'existe pas un petit conduit en boutonnière qui va à une collection profonde.

Puis pansement iodoformé sublimé qu'on peut changer au début, tous les jours, pour bien s'assurer de la désinfection et de la réparation.

Si vous avez affaire à un *panaris sous-cutané*, avec un doigt empâté, dur, épaissi, avec une douleur locale lancinante, avec de l'œdème et un peu de fièvre, ne vous attardez pas à employer les anciens moyens : les bains locaux émollients, les cataplasmes de farine de lin plus ou moins arrosés de teinture d'opium, les frictions mercurielles. Vous perdez ainsi un temps précieux, et ces moyens sont aujourd'hui justement abandonnés.

N'attendez pas la fluctuation : il n'y en a *jamais* à la période où vous *devez* inciser. Si le phlegmon est encore circonscrit à une phalange, recherchez, à l'aide d'un stylet, de l'extrémité de la sonde cannelée, le point le plus douloureux : c'est là où vous allez inciser.

Toutes les précautions antiseptiques étant prises, d'un coup, vous faites pénétrer profondément la pointe du bistouri dans la peau épaissie, et vous débridez sur une longueur de 2 à 3 centimètres. Le plus généralement, l'incision portera sur le devant du doigt, au milieu de la face palmaire, parallèlement à l'axe du doigt.

Laissez s'écouler le pus avec le sang, pressez dans tous les sens, même au prix de quelque douleur, pour bien vider la poche, cela servira de saignée locale qui calmera ensuite la souffrance. C'est alors que vous ordonnerez un bain prolongé dans une solution de sublimé dédoublé, bain de plusieurs heures par jour, en deux ou trois séances, et dans les intervalles, vous panserez à l'iodoforme et à la gaze sublimée. La main sera portée dans une compresse-écharpe.

Si l'inflammation gagne malgré l'ouverture précoce, si la tuméfaction se montre dans la paume de la main, la face dorsale gonflée, les doigts incurvés, vous enverrez d'urgence le blessé à l'hôpital.

Un traitement qui a été préconisé dernièrement par le Dr Guéorguévsky est le suivant : débrider largement le panaris, et appliquer ensuite des compresses de gaze trempées dans la solution suivante :

Bicarbonate de soude ...... 30 grammes.
Eau bouillie................ 1 litre.

254. — ONYXIS, ONGLE INCARNÉ

L'ongle incarné est une affection qui se rencontre encore assez fréquemment chez nos soldats.

Le nombre des procédés imaginés pour guérir l'incarnation des ongles s'élève à plus de cent, dit Velpeau dans son Traité : c'est assez dire qu'aucun d'entre eux n'a donné des résultats très satisfaisants.

Le traitement de l'ongle incarné peut être *médical* ou *chirurgical*.

A. *Traitement médical :* 1° Le traitement suivant est celui qui a été préconisé par le Dr Reghi.

Le malade prendra tous les jours un bain de pied. Quand celui-ci a ramolli les croûtes et débarrassé le bord externe de l'ongle du pus qui l'infiltre, le fond de l'ulcération et la matrice seront bourrés avec un petit morceau de ouate imbibé d'une solution de perchlorure de fer à 50 p. 100. Le bourrage sera répété deux fois par jour.

On fera bien de laisser le malade au lit pendant les premiers jours, — puis vers le dixième jour après l'institution du traitement, le fond de l'ulcération est détergé et le bord de l'ongle est nettement séparé de la peau. La guérison complète survient dans trois semaines.

Pour prévenir la récidive, il est indiqué de placer encore pendant quelques jours après la guérison, entre le bord de l'ongle et la peau, un morceau de ouate imbibé de perchlorure de fer.

2° Voici un autre traitement, semblable au précédent du reste, recommandé par le Dr Marais qui l'a pris dans un *Manuel de médecine opératoire* (Malgaigne et Le Fort).

Il consiste à introduire, d'abord entre l'ongle et la partie végétante, une fine mèche de charpie ou une lanière d'amadou imbibée de perchlorure de fer, et à maintenir le tout avec une petite bande de baudruche ou de diachylon.

Au bout de quelques jours, ce pansement se détache spontanément; on arrive alors facilement dans le fond du sillon unguéal, et on répète la même opération en soulevant l'ongle de façon à passer une partie de la petite lanière d'amadou sous le bord de l'ongle. Quand ce pansement est bien appliqué, les malades marchent sans aucune douleur.

Il suffit de leur recommander de ne jamais porter de chaussures trop courtes et de couper l'ongle en carré.

3° Le traitement suivant donnerait aussi de très bons résultats : il est presque infaillible, peu douloureux et permettrait au malade de pas interrompre son service?

Avec une spatule ou une allumette taillée en biseau, on introduit entre l'ongle et le bourrelet fongueux, jusqu'au fond de la gouttière péri-unguéale une couche de ouate assez longue pour que sa partie libre puisse recouvrir l'ongle entier.

On prépare ensuite une petite mèche de ouate roulée entre les doigts et que l'on place parallèlement à la gouttière unguéale après l'avoir bien imbibée de sous-acétate de plomb liquide; on rabat ensuite la ouate qui recouvre l'ongle, on ajoute un peu de coton cardé supérieur et on maintient le pansement par un tour de bande.

Ce pansement est renouvelé tous les jours, les fongosités disparaissent et, vers le sixième jour, on aperçoit le bord incarné de l'ongle. — On parvient à relever ce bord en insinuant par-dessous une petite lame d'amadou. L'ongle croît dans la direction normale, et ce n'est plus qu'une question de surveillance de la part du malade pour que l'ongle se développe dans des conditions normales.

4º L'on recommande aussi d'introduire dans le sillon unguéal une couche de ouate enduite de vaseline iodoformée, et de soulever l'ongle avec une lame mince d'amadou. Cette petite manœuvre bien faite, renouvelée tous les quatre ou cinq jours, supprime facilement l'incarnation.

On peut encore y aider en touchant le bourrelet fongueux avec de la teinture d'iode ou une solution d'acide chromique au 1/10ᵉ qui cicatrise l'ulcération.

Lorsque nos soldats sont prédisposés à l'incarnation de l'ongle par des sueurs abondantes, l'érythème humide et fétide des pieds, on leur donnera des bains de pieds, on leur prescrira la toilette parfaite de la rainure de l'ongle, après quoi on insinuera dans cette rainure un peu de poudre d'alun ou une pommade tannique :

Poudre de tannin............ 2 grammes
Vaseline 10   —

Si, comme l'a montré Dardignac, l'incarnation a pour cause un chevauchement du gros orteil sur le deuxième orteil, il faut dégager l'orteil, le bien remettre en place et maintenir les deux doigts dans une position normale à l'aide d'un petit bracelet de diachylon.

B. *Traitement chirurgical.* — Si tous ces moyens ont échoué, nous pouvons essayer le traitement chirurgical simple qui est le suivant :

Entourer l'ongle incarné pendant quelques jours d'une lame de gaze imbibée de sublimé au 1/1000ᵉ pour bien nettoyer la région.

Faire dans le derme, de chaque côté de l'ongle, une injection de chlorhydrate de cocaïne forte, 1 gramme pour 25 d'eau distillée :

Après une attente de cinq minutes, introduire par le plat l'une des deux lames d'un fort ciseau sous l'ongle, et la pousser vivement d'avant en arrière jusqu'à la racine.

Relever la lame et couper l'ongle d'un coup.

Saisir chacune des deux moitiés à l'aide d'une pince à artère et arracher par torsion. Pansement iodoformé, ou au sous-nitrate de bismuth.

Ce procédé, assez simple, ne garantit malheureusement pas contre la récidive, et si cette récidive se produit, le blessé sera envoyé à l'hôpital, où il sera traité par un des nombreux procédés signalés par les auteurs, mais que nous n'avons pas à appliquer dans nos infirmeries régimentaires.

QUATORZIÈME SECTION

ACCIDENTS PRODUITS PAR L'ACTION DE LA CHALEUR ET DU FROID

259. Erythème solaire, coup de soleil. — 260. Coup de chaleur. — 261. Brûlures (superficielles et peu étendues). — 262. Engelures.

259. — ÉRYTHÈME SOLAIRE, COUP DE SOLEIL

Le coup de soleil est un accident local et généralement sans gravité, causé par l'action directe et prolongée des rayons du soleil sur un point quelconque du corps.

Les points les plus exposés sont les mains et le visage, qu'aucun vêtement ne protège. Depuis l'emploi des mouchoirs couvre-nuque dans l'armée, l'érythème solaire proprement dit est devenu assez rare.

1° Un homme vient-il d'être atteint d'érythème solaire que le premier soin à prendre consistera à le soustraire à l'action des rayons du soleil, en le mettant à l'ombre, ou, si l'on est en marche, à le faire monter dans la voiture d'ambulance.

2° Puis on lui fera faire quelques affusions d'eau froide sur les points touchés, l'eau froide ayant une action antithermique et régulatrice sur les vaisseaux capillaires.

Ces affusions d'eau froide ne seront pas de longue durée ; elles pourraient à la longue ramollir l'épiderme et le rendre, les jours suivants, beaucoup plus sensible à l'action du soleil. J'en ai fait l'expérience personnelle au cours d'une colonne au Tonkin, par 50° de chaleur, sur la rivière Noire.

3° Ces affusions froides, faites discrètement, étant terminées, on enduira les parties atteintes d'un peu de vaseline boriquée, que l'on laissera sur la peau. On continuera le même traitement jusqu'à ce que la peau se desquame, et pour l'avenir, on veillera à maintenir à l'ombre, autant que faire se pourra, la partie des téguments qui a été atteinte d'érythème.

260. — COUP DE CHALEUR LÉGER

Je n'ai pas à parler ici de la pathogénie du *coup de chaleur*, ni des différentes théories qui ont été émises pour l'expliquer ; mais après avoir donné le traitement du coup de chaleur, je rappellerai quelques conseils concernant sa prophylaxie, le sujet intéressant au plus haut point les médecins militaires.

Le coup de chaleur détermine une congestion cérébrale qui exige un traitement prompt et énergique, car souvent le salut du malade dépend de la rapidité de l'intervention.

A. 1° Dès que l'on constate les phénomènes prodromiques, de la lassitude, de la céphalalgie, de la courbature, une sensation d'étouffement, des troubles de la vision, lorsqu'un homme ne marche pas franchement et commence à chanceler, lorsque, interpellé à haute voix, il ne répond pas ou répond d'une voix mal assurée, il faut le faire sortir du rang.

2° Il faut alors asseoir ou mieux coucher et étendre le malade à l'ombre ou dans un endroit frais, le débarrasser de son sac, de ses armes, de son ceinturon et de ses cartouchières, déboutonner sa capote et la ceinture de son pantalon, le débarrasser de ses vêtements, ouvrir largement le col de sa chemise, puis lui faire boire un peu d'eau additionnée de café, et lui faire sur le visage, la tête et la poitrine des aspersions d'eau froide, ou même des flagellations avec un mouchoir trempé dans l'eau froide...

Je me rappellerai toujours avoir ranimé au Tonkin un légionnaire atteint d'un coup de chaleur grave, en l'étalant tout nu sur une table au-dessous d'un panka, et en l'éventant pendant deux heures durant, en lui faisant des affusions d'eau... peu fraîche il est vrai !

Ces moyens suffiront généralement pour faire revenir à lui le malade, que l'on fait monter ensuite dans la voiture d'ambulance.

Faut-il *saigner* le malade : ce moyen a été diversement apprécié. M. le médecin inspecteur Vallin trouve les émissions sanguines peu utiles.

3° Lorsque le coup de chaleur a un caractère grave, lorsque la respiration est embarrassée, stertoreuse, lorsque le malade a perdu connaissance, n'hésitez pas à faire sur-le-champ une injection d'éther que vous pourrez renouveler au bout de quelques minutes s'il le faut...

Ayez donc toujours sous la main, au cours de marches quelque peu longues, ou de manœuvres, une seringue de Pravaz qui fonctionne bien et qui soit bien entretenue, — ainsi qu'une solution d'éther, car il ne faut pas avoir à chercher son matériel au moment voulu, les secondes sont précieuses.

Je conseillerai aussi — bien que ce ne soit pas réglementaire — d'avoir une solution de caféine, à côté de la solution d'éther, pour faire alternativement des injections de l'un et de l'autre de ces médicaments.

Vous pourrez ainsi parer à presque tous les accidents graves du coup de chaleur.

Enfin, vous emploierez très utilement les *tractions rythmées de la langue* préconisées par M. le Dr Laborde, d'après l'instruction suivante rédigée par M. Laborde et que je donne textuellement :

« Ouvrir la bouche du malade, et si les dents sont serrées, les écarter en forçant avec les doigts, ou avec un corps résistant quelconque, morceau de bois. manche de couteau, dos de cuiller ou de fourchette, extrémité d'une canne...

« Saisir solidement la partie antérieure de la langue entre le pouce et l'index de la main droite, nus, ou revêtus d'un linge quelconque, d'un mouchoir de poche par exemple (pour empêcher le glissement) et exercer sur elles de fortes tractions répétées, successives, cadencées ou rythmées, suivies de relâchement, en imitant les mouvements rythmés de la respiration elle-même, au nombre d'au moins 20 par minute.

« Introduire en même temps l'index de l'autre main au fond de l'arrière-gorge, en pressant sur la base de la langue de façon à provoquer le vomissement dans le but de dégager l'estomac des aliments qui l'encombrent.

« Les tractions linguales qui constituent, en ce cas, le moyen le plus puissant et le plus efficace de ranimer la respiration, doivent être pratiquées de suite, sans le moindre retard et avec persistance pendant une demi-heure, une heure et plus... »

J'ajouterai encore que l'on peut faire de la respiration artificielle, concuremment avec le procédé de Laborde, en élevant les bras et en les rapprochant ensuite de la poitrine qu'on comprime à ce moment.

Les mouvements de traction de la langue et de respiration artificielle doivent être combinés de telle sorte qu'ils s'entr'aident mutuellement, d'après la formule que je propose : traction, dilatation ; — relâchement, compression.

B. Avant de terminer, je rappellerai enfin, d'après M. Laveran, la *prophylaxie* du coup de chaleur.

Les médecins militaires paraissent d'accord pour dire que le coup de chaleur n'existe pas sans surmenage préalable, ce qui revient à dire que la chaleur n'est qu'un agent qui rend le surmenage plus rapide et plus malfaisant. La fréquence dans l'armée du coup de chaleur s'explique facilement si l'on songe au vêtement du soldat qui est de couleur foncée, ce qui nuit à la perte de calorique par rayonnement ; — qui est fermé, ce qui permet difficilement l'évaporation, — si l'on songe au col et à la cravate à double tour qui souvent serrent le cou, au sac qui gêne la poitrine, au ceinturon chargé du poids des cartouchières, toutes conditions multiples qui gênent l'hématose.

Voici le tableau qu'en fait M. de Héricourt : « Par une température qui peut ne pas être très élevée et oscille parfois autour de 25°, le ciel étant plutôt nuageux que lumineux, le temps orageux et l'air chargé de poussière, vers la fin des manœuvres prolongées et particulièrement de longues marches, on voit les côtés de la route se garnir d'hommes qui déclarent ne plus pouvoir avancer ; leur visage est congestionné et baigné de sueurs, ils accusent une soif

vive et se plaignent d'éprouver une douleur constric-
tive à l'épigastre, des vertiges, des éblouissements, de
la céphalalgie; il n'y a pas d'envie d'uriner. Un peu
plus loin, la fatigue augmentant, on voit des hommes
tomber. Leur connaissance est abolie à des degrés
différents, depuis le simple éblouissement fugace,
jusqu'au coma complet; mais toujours la face est
violacée, turgescente; la peau humide, parfois vis-
queuse, la respiration lente, le pouls fébrile irrégulier,
les pupilles dilatées, parfois on remarque un peu
d'écume à la bouche... »

Quand la mort ne survient pas, les soldats restent
longtemps malades et longtemps convalescents...

Que faire donc pour prévenir ces accidents?

Voici, résumés, les conseils de M. Laveran :

1° Mettre le soldat au repos et à l'abri de l'action
directe des rayons du soleil pendant les heures les plus
chaudes du jour.

Les marches doivent être réglées de façon à ce que
les troupes soient rentrées dans les casernes ou rendues
au gîte d'étape avant dix heures du matin.

2° La durée des exercices sera diminuée pendant les
chaleurs, les marches moins longues, l'allure moins
vive, les poses plus fréquentes.

3° Les troupes ne marcheront pas en rangs serrés, pour
que l'air puisse facilement circuler dans la colonne.

4° Les haltes se feront dans les endroits ombragés
ou sur des points élevés, jamais dans les bas-fonds.

Pendant les haltes, il sera formellement défendu
aux hommes de se coucher sur le sol échauffé.

5° Les soldats en marche auront toujours de l'eau à
leur disposition. — Ils emporteront leurs bidons pleins,
et on se préoccupera de les approvisionner d'eau

potable en cours de route. — Une avant-garde préviendra les habitants des localités traversées par la troupe qui prépareront des récipients pleins d'eau potable sur le bord de la route, où les soldats pourront puiser pour remplir leurs bidons.

6° On prendra les mesures les plus sévères contre l'alcoolisme.

7° Après un repas pris en cours de route, l'allure de la marche sera ralentie.

8° Quand la température s'élève, on fera déboutonner les premiers boutons de la veste ou de la capote et on fera mettre les mouchoirs sous le képi pour protéger la nuque.

9° Les officiers et les sous-officiers surveilleront attentivement leurs hommes pour reconnaître ceux qui paraissent très fatigués et les faire sortir du rang.

261. — BRULURES SUPERFICIELLES ET PEU ÉTENDUES

Les brûlures superficielles et peu étendues que nous pourrons soigner à l'infirmerie ne seront que des brûlures du 1er ou du 2e degré.

Dans le cas de brûlure à caractère grave, de brûlure étendue ou profonde, nous nous contenterons d'entourer ou de recouvrir les plaies de compresses de gaze largement imbibées d'eau boriquée chaude, après avoir enlevé délicatement les vêtements qui pourraient causer une infection ultérieure, — d'appliquer ensuite un large enveloppement ouaté, — et d'envoyer d'urgence le blessé à l'hôpital, où des soins plus complets lui seront donnés.

1° En cas de besoin urgent, — le cas peut se présenter, — le médecin anglais Innis recommande l'essence de térébenthine qui soulage instantanément la douleur. Bien que l'essence de térébenthiné n'existe pas dans nos approvisionnements régimentaires, par exception et vu l'urgence, on s'en procurera dans le commerce. D'après l'expérience de l'auteur, la brûlure guérit beaucoup plus rapidement que par tout autre traitement. Il recouvre la partie brûlée d'une couche mince de ouate stérilisée qu'il tient imbibée d'essence de térébenthine du commerce. Quelques tours de bande immobilisent le pansement. S'il y a des ampoules, il les ouvre le deuxième ou le troisième jour. Il recommande de faire en sorte, si possible, que l'essence ne vienne pas au contact des parties saines : elle pourrait y produire une irritation.

2° La brûlure au premier degré, caractérisée par de la rougeur et de la tuméfaction, n'ouvre point la porte à l'infection. Le traitement en est donc simple : recouvrez la partie brûlée de compresses imbibées d'eau boriquée fréquemment renouvelées, et d'un enveloppement ouaté. Ou, si la chose est possible, faites prendre un bain prolongé dans une solution boriquée et enveloppez de ouate. Les souffrances s'atténueront bientôt et la guérison s'effectuera sans complication.

3° Quelquefois cependant, après une brûlure superficielle, on voit se former des phlyctènes sur la zone rouge, échaudée, quelques heures après l'accident. La toilette de la région constitue donc une utile précaution pour éviter l'infection.

La peau sera lavée et savonnée à l'eau chaude, puis frottée successivement à l'alcool et à l'éther pour enlever les matières grasses, puis enfin protégée par des compresses boriquées ou trempées dans l'eau salée tiède.

Lorsqu'il existe des phlyctènes, crevez-les avec la

pointe d'une aiguille passée à la flamme pour qu'elle soit aseptique et respectez cette lame épidermique qui est une protection.

4° Si vous craignez une infection sérieuse des parties brûlées, vous pourrez avantageusement utiliser le lavage au permanganate de potasse à 1 gramme pour un litre d'eau tiède ; et si les douleurs sont vives, vous les calmerez aisément par l'application préalable d'une compresse trempée dans la solution de cocaïne faible : 1 gramme de chlorhydrate de cocaïne pour 50 grammes d'eau distillée.

Ce lavage au permanganate de potasse est un excellent moyen de rendre antiseptiques les brûlures. Plus l'asepsie initiale aura été rigoureuse, plus les pansements sont rares, et moins vive est la douleur.

L'on a même été jusqu'à dire qu'une brûlure qui ne suppure pas n'est le siège d'aucune douleur, lorsqu'elle est à l'abri du contact de l'air.

La brûlure antiseptisée, on appliquera sur les brûlures très légères le mélange suivant :

Huile de ricin......................	1 gramme.
Collodion......................	8 —

Les topiques gras gardent encore leurs indications. On peut employer avec avantage le topique ainsi formulé :

Iodoforme......................	0 gr. 50.
Acide borique......................	5 —
Vaseline......................	40 —

que l'on étend sur des compresses de gaze stérilisée. Cette pommade a l'avantage de pouvoir se détacher sans souffrance, sans léser les granulations.

Dans nos approvisionnements des infirmeries régimentaires, nous avons le glycéré de sucrate de chaux que l'on étalera sur des compresses de gaze.

5° Lorsque la douleur est très vive, on a conseillé de saupoudrer la brûlure de bicarbonate de soude, et même de faire une injection de morphine au 1/50°.

On peut aussi employer un pansement humide avec des compresses de tarlatane imbibées de la solution :

> Eau boriquée saturée....... 500 grammes.
> Teinture d'opium.......... 6 —

6° Lorsque le bourgeonnement se fait et que l'épidermisation s'annonce, on traitera la brûlure comme toute plaie ordinaire. — On aura intérêt à appliquer des pansements secs, soit à l'iodoforme, soit au sous-nitrate de bismuth.

Ici, du reste comme dans la plupart des plaies, rien n'active la cicatrisation comme le changement fréquent des topiques. Il semblerait que tel médicament antiseptique exerce son action de préférence sur telle colonie microbienne, et que tel autre antiseptique agit sur une colonie microbienne voisine, de telle sorte que la variété dans l'emploi des agents microbicides que nous utilisons dans nos pansements exercerait une action des plus favorables sur les associations microbiennes des plaies.

262. — ENGELURES

Les engelures se rencontrent encore assez fréquemment chez nos soldats, chez ceux surtout à tempérament lymphatique, et dans nos garnisons de l'est et du nord, où au froid vient s'ajouter l'humidité, le chiffre des malades atteints d'engelures est assez élevé.

Les engelures sont non ulcérées, — ou ulcérées.

A. 1° Les *engelures non ulcérées* se traitent par nombre de moyens dont la multiplicité même indique le peu d'efficacité en général. En réalité, l'on ne connaît pas encore un bon remède aux engelures.

Voici quelques traitements que nous pouvons utiliser pour soigner, dans les corps de troupes, les hommes atteints d'engelures, qui se présenteront à nous.

Faire des frictions avec de l'alcool camphré, deux et trois fois par jour, pendant cinq minutes.

Faire prendre quelques bains tièdes d'eau de camomille (20 têtes de camomille par litre d'eau), et ensuite frictions excitantes avec de l'alcool à 90° étendu des 2/3 d'eau.

On a conseillé aussi les lotions à l'alcoolé aromatique, — à la glycérine boriquée à 4 p. 100, — au jus de citron, — ou avec la solution suivante :

Poudre d'alun..............   5 grammes.
Borate de soude...........   5   —
Eau distillée...............   300   —

Beasley recommande deux applications, matin et soir, de la solution :

Poudre d'alun..............   8 grammes.
Acide acétique.............   50   —
Alcool faible...............   200   —

à étendre sur les mains qui sont le siège d'engelures non ulcérées.

La formule suivante de Brinton est recommandable :

Borate de soude............ 3 grammes.
Glycérine................... 40   —
Eau........................:. 150   —

Après les frictions avec de l'alcool camphré, on peut
appliquer cette poudre :

Salicylate de soude.......... 3 grammes.
Poudre d'amidon............. 30   —

ou un badigeonnage avec la solution de E. Jammet :

Teinture d'opium............. XV gouttes.
   —   d'iode.............. X   —
Glycérine pure.............. 30 grammes.
Amidon 5   —

trois applications par jour.

2° Lorsque les démangeaisons sont très vives le soir,
on essaiera de les calmer par des frictions avec le mélange :

Poudre de tannin........... 0 gr. 50
Glycérine................... 20   —
Eau distillée............... 50   —

et l'on saupoudrera ensuite avec la poudre d'amidon
et de salicylate de soude, donnée ci-dessus.

3° Pour prévenir l'ulcération des engelures, on se

servira de la pommade de Mayet qui s'applique en onctions matin et soir :

    Poudre d'alun................   2 gr. 50
    Iodure de potassium.........   1   —
    Teinture d'opium............   1   —
    Vaseline.................... 15   —

Parfois, réussissent bien les simples badigeonnages à la teinture d'iode, ou à la glycérine iodée (ā̃ā̃), appliqués tous les soirs sur les engelures.

B. 1° Quant aux *engelures ulcérées*, on les panse au liniment de glycéré de sucrate de chaux (50 grammes) additionné de 1 gramme d'acide borique.

On applique aussi des compresses froides imbibées d'eau blanche.

2° On a recommandé les onctions avec :

    Nitrate d'argent.............   0 gr. 10
    Vaseline..................... 10   —

ou une application de teinture d'iode et de collodion (ā̃ā̃).

Le Dr Giordano conseille de lotionner les engelures avec une solution renfermant 0,20 centigrammes de nitrate d'argent pour 100 grammes d'eau distillée. Ce traitement s'appliquerait aux engelures ulcérées et non ulcérées.

Nombre de ces formules que nous avons citées proviennent du traitement des engelures du Dr E. Besnier.

Il est essentiel d'instituer en même temps un traitement interne pour améliorer l'état général, les enge-

lures se produisant surtout sur un terrain lymphatique.

On donnera donc l'huile de foie de morue, 2, 4,
6 cuillerées à bouche par jour, 3 avant chaque repas,
— ou une cuillerée à bouche de solution de tartrate
ferrico-potassique, d'après la formule :

Tartrate ferrico-potassique... 10 grammes.
Eau distillée................ 50 —

ou de vin de quinquina à prendre avant chaque repas.

DIX-SEPTIÈME SECTION

286. Malades en observation (affections légères).

286. — MALADES EN OBSERVATION, AFFECTIONS LÉGÈRES

Nous faisons parfois entrer à l'infirmerie des hommes : *en observation.*

Ce sont des hommes qui ont eu des crises hystéri-formes ou épileptiformes, et que l'on garde à l'infirmerie pour surveiller les accès ; — des hommes qui se plaignent de vagues douleurs dans la fosse iliaque droite, et que l'on peut mieux surveiller, s'ils sont sous la menace d'une appendicite ; — des hommes qui se sentent fatigués, sans localisations de souffrances bien déterminées, et pour qui l'on n'a pu formuler un diagnostic, etc.

Nous ne pouvons pas, évidemment, prescrire un trai-tement quelconque pour ces malades : le seul conseil que nous puissions donner est de prévenir nos con-frères que ces malades doivent être l'objet de toute leur attention, de toute leur sollicitude, — ils pren-dront ou feront prendre soigneusement la température qui leur sera un bon élément de diagnostic, et si la maladie prend quelque caractère sérieux, ils n'hési-teront pas à envoyer le malade à l'hôpital.

APPENDICE .

Notice I. — MASSAGE

Le massage (de μασσειν, pétrir) est l'action de presser, de pétrir avec la main une des parties du corps.

On distingue : les frictions simples, ou effleurage, — et les frictions fortes ou massage, — la malaxation (froissement, pincement, foulage), — la percussion (claquement, tapotement).

Dans les infirmeries régimentaires, nous n'avons guère besoin de connaître et d'enseigner aux infirmiers que les deux premières manœuvres : l'effleurage et le massage.

L'effleurage se fait avec la pulpe des doigts, ou le bord cubital de la main, d'une façon très légère.

Le massage se pratique avec la paume de la main, la pulpe du pouce, le bord cubital de la main, la pulpe des quatre derniers doigts, par des frictions légères qui deviennent progressivement plus fortes.

Il doit surtout agir sur les muscles et sur les liquides épanchés soit dans les tissus, soit dans les articulations, et méthodiquement pratiqué, il donne des résultats très appréciables.

La friction doit être douce, la pression doit être modérée, le massage ne doit *jamais* causer de douleur. — Il doit accélérer la circulation locale, et faciliter et augmenter la résorption des liquides épanchés.

Le massage est *général* ou *local*.

. Le massage *général* ne nous intéresse pas ici.

Le massage *local* peut seul être pratiqué dans nos infirmeries, fait avec régularité et méthode.

Le massage des muscles et des gaines tendineuses s'exerce avec fruit dans les cas de fatigue, de lumbago, de rhumatisme musculaire, de contracture, de coup de fouet (rupture musculaire), d'inflammation des gaines tendineuses.

Le massage des articulations est tout indiqué dans les différentes entorses, particulièrement les entorses tibio-tarsienne, et médio-tarsienne, les entorses du genou, relativement assez fréquentes chez le soldat.

Pour masser, il faut toujours commencer avec douceur : masser d'abord *au-dessus* du point malade, dans les parties saines, pour descendre progressivement sur la région tuméfiée, au niveau de la lésion douloureuse. Ce qui nous montre que la pression doit se faire dans le sens centripète, c'est-à-dire dans le sens de la circulation veineuse.

On arrive petit à petit à augmenter la pression, à graduer la force, et à faire supporter, progressivement, un massage serré sans souffrance.

Tout mouvement violent est formellement interdit.

Après le massage, on fait faire soit aux muscles, soit

à l'articulation malade quelques mouvements plus ou moins étendus.

La durée du massage est de quinze à vingt minutes.

Je n'ai pas à parler du massage des fractures recommandé par M. Lucas-Championnière, et qui n'est pas du ressort de cet ouvrage.

Je citerai, pour mention seulement, le massage *indirect*, tel que le massage du cou dans certaines formes de migraine, — dans l'amygdalite, — le catarrhe chronique du nez, — l'otite et les bourdonnements d'oreilles.

Je recommanderai d'une façon plus particulière le *massage abdominal*, dans certains cas de constipation, d'entéralgie, et ce massage local et spécial est, à mon avis, insuffisamment connu et appliqué.

Quand le tube digestif est affecté de spasme et de contracture, la circulation intérieure et l'élaboration des matériaux de la digestion se trouvent arrêtés, de même que leur absorption et l'élimination de leurs résidus. La circulation sanguine rencontre elle-même des difficultés qui, ajoutées à l'irritation des plexus nerveux gastro-intestinaux, exercent une influence fâcheuse sur l'état général de la constitution. — Il se crée ainsi des états morbides qui varient suivant la localisation des phénomènes de spasme et de contracture.

En face de ces obstacles mécaniques, il faut reconnaître l'impuissance de la thérapeutique pharmaceutique. — Que peuvent en telle occurence les digestifs, les absorbants, les antiseptiques ?

Il importe de reconnaître ces états de spasme et de contracture du tube digestif, et leur meilleur traitement est un massage particulier à la fois doux et pénétrant, une palpation prolongée, dont l'effet est certain, et généralement très rapide pourvu que l'on sache l'appliquer.

Voici comment s'opère ce massage : le malade étant couché, les genoux repliés, les muscles bien relâchés, la respiration libre et normale, faites du massage sur le ventre avec la pulpe des doigts de la main droite, particulièrement autour de l'ombilic, en cercles concentriques et excentriques, et le long du côlon ascendant, de la fosse iliaque droite à l'hypochondre droit. — Le massage devra toujours être méthodique et doux.

Il reste entendu que, en cas de constipation et de douleur abdominale, on ne perdra jamais de vue la probabilité d'une appendicite.

Notice II. — DOUCHES

Les bons effets que l'on obtient d'un massage méthodique sont souvent accrus d'une façon très notable par l'administration d'une douche locale qui suit ce massage.

Je ne parlerai pas de la douche chaude que nous ne pouvons pas donner dans nos Infirmeries régimentaires.

Je ne parlerai pas davantage du bain-douché donné à nos soldats toutes les semaines, mais qui n'a qu'un but: la propreté du corps. — Les appareils dont on dispose, du reste, n'ont pour ainsi dire pas de pression, et ne peuvent être utilisés pour le but thérapeutique que nous cherchons.

La seule espèce de douche que nous puissions donner comme moyen adjuvant d'un traitement est la douche froide, la seule dont je m'occuperai.

La douche froide, on le sait, produit une action dérivative certaine, une vascularisation prononcée de la peau, un relèvement de l'assimilation et de la nutrition.

Ces mêmes résultats sont acquis quand on administre une douche locale sur un point quelconque du corps. Les petits vaisseaux sont contracturés par le jet d'eau froide; bientôt fatigués, ils se relâchent, la peau rougit, la réaction s'opère. A ce moment-là, la douche est terminée, l'effet est produit.

La douche doit donc être d'autant plus courte que l'eau est plus froide. — La durée de la douche varie, suivant les tempéraments, de quinze secondes à une minute, montre en main. — Je conseille de ne jamais dépasser ce laps de temps : une minute.

Pour administrer une douche locale à l'infirmerie, on emploie le moyen suivant : on adapte un tube en caoutchouc, de 1 mètre ou 1 m. 50 de long, à un robinet de lavabo, — on ouvre le robinet plus ou moins suivant le résultat que l'on veut obtenir. — Comme l'eau du robinet a toujours une certaine pression, la douche a une réelle action par la force même du jet. On peut encore augmenter quelque peu la pression en limitant la lumière de l'extrémité libre du caoutchouc que l'on pince entre le pouce et l'index et l'on dirige le jet sur le point à doucher.

Si l'on n'a pas de tube de caoutchouc, la douche peut se donner sous le robinet même du lavabo que l'on ouvre plus ou moins.

La douche terminée, le tube est retiré, roulé et mis en place par l'infirmier responsable.

Ce moyen thérapeutique est particulièrement recommandé, après un bon massage, dans les cas d'entorse tibio ou médio-tarsienne, — les entorses du poignet, certaines raideurs des doigts, certains engorgements persistants dans les gaines tendineuses ou autour de certaines articulations, et on obtient par ce moyen d'excellents résultats.

NOTICE **III. — THERMO-CAUTÈRE, POINTES DE FEU**

Les Infirmeries régimentaires possèdent le thermo-cautère Paquelin. Boîte n° 16, du prix ministériel de 60 francs.

Je n'entrerai certainement pas dans la description de cet appareil, que tout le monde connaît, je veux simplement rappeler d'une façon succincte la manière de s'en servir et les précautions spéciales à prendre pour son bon entretien, car laissé entre des mains maladroites, ou négligentes, il serait bientôt hors de service.

1° Le thermo-cautère ne devra jamais être manié que par les médecins, non seulement pour l'application même des pointes de feu, ce qui va sans dire, mais aussi pour le montage et le démontage de l'appareil.

2° Pour *monter l'appareil*, les caoutchoucs seront toujours bien développés, le flacon qui contient la ligroïne (essence de pétrole blanche rectifiée) ne sera rempli qu'au tiers, afin de faciliter l'apport de l'air envoyé par la soufflerie, — ce flacon sera toujours très bien bouché avec le bouchon de caoutchouc à ce destiné; — on veillera à ne pas mettre ce bouchon en contact avec l'essence de pétrole qui pourrait à la longue le dissoudre, — et pendant l'opération, le flacon sera tenu de la main gauche, le pouce appuyant sur le bouchon, pour éviter qu'il ne saute; — le tube de caoutchouc sera enfoncé au maximum dans le teton du manche en bois, — et le cautère proprement dit, qui contient une chambre de platine, sera vissé à bloc sur le pas de vis du manche en bois, pour éviter toute déperdition de gaz.

3° Ces soins préliminaires étant pris, on allume la lampe.

On plonge alors l'extrémité en platine du cautère dans la partie *blanche rosée* de la flamme de la lampe à alcool, sans appuyer sur la poire de Richardson. — On laissera ensuite s'échauffer cette pointe pendant une minute environ, après quoi on fera marcher la soufflerie doucement et par petits coups secs.

4° On entend alors un sifflement particulier causé par l'air qui, chassé de la poire dans le flacon d'essence, se charge de vapeurs hydrocarbonées et de là va se brûler sans flamme dans la chambre à combustion du thermo.

Le cautère alors rougit peu à peu, devient rouge sombre, rouge vif, rouge incandescent, et si on continue à activer la soufflerie, passe au rouge-blanc.

Le thermo-cautère est utilisable au rouge sombre et au rouge vif; il faudra éviter de le porter à la température du rouge-blanc, car à cette température, le tube intérieur pourrait se fondre.

5° On entretient le thermo-cautère autant que besoin est par une soufflerie douce, méthodique, régulière, sans à-coup, sans saccade. On obtient ainsi facilement l'effet voulu sans détériorer l'appareil.

6° L'opération terminée, les pointes de feu appliquées, il est une dernière précaution à prendre : à l'aide de quelques insufflations rapides, on porte le thermo-cautère au rouge vif, et brusquement, on retire le tube de caoutchouc du teton du manche en bois. — Le but que l'on obtient ainsi est de brûler les menues particules de carbone déposées dans la chambre de platine pour qu'elles ne viennent pas, petit à petit, encrasser cette chambre, et empêcher plus tard l'usage du thermo, devenu inutilisable parce qu'il ne s'allumerait plus.

Le thermo-cautère se refroidit lentement. Quand le platine sera froid, on l'essuyera avec un linge légèrement mouillé pour enlever de sa surface les débris d'épiderme, de carbone empruntés aux tissus.

7° Le médecin démontera ensuite les différentes parties de l'appareil pour les mettre en ordre dans la boîte : il veillera spécialement à ce que les tubes de caoutchouc ne soient pas en mauvaise position, ou mal coudés, ou comprimés par d'autres pièces, sans quoi ils s'érailleraient vite, et présenteraient des fissures qui mettraient la soufflerie hors d'usage.

Grâce à ces quelques précautions, le thermo-cautère assurera un long et bon service.

Les *pointes de feu* sont appliquées, il faut alors songer à soulager le patient qui se plaint toujours que « cela le cuit ». On applique alors sur les pointes de feu une compresse imbibée dans la solution d'eau boriquée, — ou on saupoudre largement de poudre d'amidon que l'on recouvre d'une feuille légère de ouate. La sensation de cuisson disparaît alors assez rapidement.

Il n'est pas rare de voir quelquefois s'enflammer quelques-unes de ces pointes de feu, qui se mettent à suppurer légèrement. Il y a lieu de les traiter alors comme toute plaie : laver à l'eau boriquée ou au sublimé dédoublé, appliquer un nuage très léger de poudre d'iodoforme, et une petite compresse de gaze au sublimé au 1/1000°. — L'incident ne présente, en général, aucun caractère sérieux.

Notice IV. — FRICTIONS MERCURIELLES

Les frictions mercurielles constituent un excellent moyen de faire absorber le mercure; on peut même dire que c'est le meilleur. Malheureusement il peut avoir parfois de sérieux inconvénients qui obligent d'en suspendre l'emploi.

La dose mercurielle à employer est en moyenne de 4 grammes d'onguent napolitain, par jour. On peut élever la dose successivement jusqu'à 6 ou 8 grammes. Mais nous conseillons de ne pas aller au delà, bien qu'on ait cité des exemples de tolérance avec 10 et 12 grammes quotidiennement.

Les frictions mercurielles se feront alternativement, au niveau des mollets, — à la face interne des cuisses, — à la face antérieure des avant-bras.

La face interne des bras et les parties latérales du tronc seront réservées pour le cas où un des membres viendrait à s'enflammer sous l'influence du mercure.

L'emplacement où va se faire la friction sera au préalable bien lavé et savonné pour que se fasse mieux l'absorption. Il sera ensuite bien asséché avant de commencer la friction.

Le malade peut se faire lui-même cette friction. Il sera préférable qu'elle soit faite avec soin par un infirmier qui se servira de vieux gants ou se recouvrira la main d'un linge pour frotter vigoureusement la peau pendant un quart d'heure *au moins*.

La friction terminée, la peau est recouverte d'un linge trempé dans l'eau chaude, maintenu par une bande.

La friction étant faite le soir de préférence, on laissera ce petit pansement jusqu'au lendemain matin ; on enlèvera alors la pommade par un bon savonnage, on essuyera bien la peau et on la saupoudrera de poudre d'amidon.

Ces frictions seront continuées pendant dix jours, puis suspendues de quatre à dix jours, selon l'intensité des symptômes, pour être ensuite reprises de la même façon : mollets, cuisses, avant-bras ; — retour périodique de la friction sur les mêmes parties, tous les trois jours.

Quelques médecins alternent une semaine de traitement avec une semaine de repos ; — d'autres ne font faire les frictions que tous les deux jours.

Si l'une des parties frictionnées vient à s'enflammer, on la laisse se reposer, et on utilise alors la face interne des bras, ou le thorax, au-dessous des aisselles, mais non l'aisselle même, car les régions pileuses absorbent trop.

L'absorption du mercure administré en frictions se fait-elle uniquement sous forme de vapeurs, par la voie pulmonaire (expériences de Merget), — ou pénètre-t-elle dans la peau, par effraction, selon la théorie de Cathelineau et d'Aubert, nous n'avons pas à le rechercher.

Il n'en reste pas moins acquis que l'absorption du mercure, après frictions à l'onguent mercuriel, ne peut faire l'ombre d'un doute, et que cette voie cutanée est le meilleur procédé pour administrer le mercure.

Il reste entendu, qu'après frictions mercurielles, il faut surveiller d'une façon toute particulière l'état de la bouche, le ptyalisme et la stomatite.

Notice V. — DE LA DÉSINFECTION DANS LES RÉGIMENTS

La question de la désinfection a pris une place tellement importante depuis plusieurs années en hygiène militaire qu'il est indispensable de la résumer en un chapitre spécial.

Les opérations de la désinfection s'imposent en effet dans un grand nombre de cas, et sont aujourd'hui de pratique courante.

Je ne parlerai pas ici de l'antisepsie chirurgicale proprement dite, traitée dans tous les ouvrages de thérapeutique chirurgicale. Mon but est de résumer brièvement les points principaux de cette question capitale en ce qui concerne notre intervention dans les régiments.

Quand un cas de maladie contagieuse s'est déclaré chez un soldat, il est urgent d'essayer d'enrayer l'épidémie, aussi tous les objets qui ont été en contact avec le malade seront désinfectés : linge, draps, couvertures, effets, objets de toilette, de même que le local occupé par le malade.

Nous étudierons donc successivement : 1° la désinfection des vêtements et objets de literie; 2° la désinfection des locaux.

I. *Désinfection des vêtements et objets de literie.* — Cette désinfection s'impose d'autant plus que ces objets ont été en rapport direct avec le corps des malades, souvent souillés par leurs secreta ou excreta ; elle est d'autant plus nécessaire que les effets changent souvent de propriétaires (jeunes recrues, réservistes), et nombre d'épidémies qui viennent périodiquement frapper tel ou tel régiment n'ont d'autre cause étiologique que la reviviscence d'anciens germes qui n'ont pas été atteints par suite d'une désinfection insuffisante.

A. La *désinfection du linge* est facile à assurer par le lessivage. — Tous les germes pathogènes sont tués dans l'eau portée à l'ébullition pendant quelques minutes.

Si le linge a été souillé par des déjections (épidémie de fièvre typhoïde, de choléra), chez un malade, par exemple, en observation à l'infirmerie, il est indispensable d'en assurer la désinfection préalable, soit à l'aide d'une solution de chlorure de zinc, d'après la formule suivante :

Chlorure de zinc.......... 100 grammes.
Eau...................... 1000   —

soit à l'aide de la solution de sulfate de cuivre : α) solution forte, renfermant 50 grammes de sulfate de cuivre par litre d'eau, qui servira à désinfecter les linges souillés ; β) solution faible, à 15 grammes par litre d'eau, employée au lavage des mains et des linges non souillés.

Recommandation importante : aucun des linges — souillés ou non — ne doit être lavé dans un cours d'eau ou donné à une blanchisseuse sans avoir subi très rigoureusement cette désinfection préalable.

Les *vêtements de flanelle*, qui ne peuvent pas être mis à la lessive, seront immergés dans cette même solution désinfectante, puis savonnés et blanchis à l'eau tiède.

B. La *désinfection des effets d'habillement et des objets de literie* peut se faire : 1° par la chaleur ; 2° par l'acide sulfureux doué de propriétés désinfectantes.

14.

1° *Désinfection par la chaleur*. — Il est surabondamment démontré aujourd'hui que, de tous les agents de désinfection, la chaleur est celui qui possède l'action destructive la plus sûre, la plus efficace : c'est le plus puissant moyen de stérilisation.

S'il s'agit de faire une désinfection de nombreux effets et objets de literie, on s'adresse à la société des lits militaires, et le médecin du corps, dit le règlement, est tenu de surveiller cette opération. Mais on comprend combien il est difficile d'assurer l'application de cette mesure qui, pour offrir toute garantie, exigerait la présence du médecin depuis le départ jusqu'à la réintégration de la fourniture.

Donc chaque fois que la chose sera possible, il sera préférable de faire assurer la désinfection au corps — ou à l'hôpital — là où se trouvera une étuve à désinfection.

Dans l'armée, on se sert couramment de l'étuve à circulation de vapeur et à vapeur sous pression de MM. Vaillard et Besson, qui rend les plus grands services.

2° *Désinfection par l'acide sulfureux*. — Ce procédé a été très répandu en raison de son prix minime et de la facilité de son application. Tombé dans une certaine défaveur pour la désinfection des locaux, il mérite cependant d'être conservé pour celle des vêtements.

Pour faire la désinfection à l'aide du soufre, on se sert généralement d'une cellule des locaux disciplinaires qu'il est relativement facile de clore hermétiquement, et d'aménager comme il convient pour y suspendre les vêtements et objets à désinfecter.

Trois conditions sont essentielles pour obtenir un résultat satisfaisant : 1° une quantité de soufre suffisante pour le cubage de la pièce ; 2° une herméticité aussi complète que possible du local ; 3° un état hygrométrique aussi élevé que possible de l'air de ce local.

En ce qui concerne la technique de la sulfuration, nous renvoyons à la notice n° 7 du Règlement sur le Service de Santé à l'intérieur : nous la compléterons cependant en disant : 1° que la quantité de 30 grammes *au plus* par mètre cube est jugée aujourd'hui insuffisante par tous les auteurs pour obtenir un effet certain, cette quantité doit être portée à 60 grammes (Thoinot demande même 80 grammes) par mètre cube, et 2° qu'il est indispensable d'humidifier les parois, le sol en ciment de la cellule, ainsi que les objets soumis à la désinfection par le soufre.

La présence de l'eau offre en effet deux avantages : elle fixe et retient l'acide sulfureux très diffusible, qui reste alors mieux en contact avec les objets à désinfecter, et de plus, elle transforme une petite partie de l'acide sulfureux en acide sulfurique, ce qui rend la sulfuration notablement plus active, les microbes en effet s'accommodant mal d'un milieu acide.

La désinfection durera vingt-quatre heures. Disons en terminant que les draps garance ne doivent pas être soumis à la sulfuration, parce qu'ils prennent alors une teinte jaunâtre.

Une précaution indispensable pour l'enlèvement et le transport des objets à désinfecter : les mettre dans un sac à désinfection pour ne pas disséminer les germes nuisibles.

II. *Désinfection des locaux.* — La désinfection des locaux est une opération non moins indispensable que celle des vêtements et de la literie, et surtout dans les chambres de nos casernes où la densité de la population multiplie les chances d'infection.

Cette désinfection se fait : 1° par la sulfuration ; — 2° par la pulvérisation de liquides antiseptiques.

1° La désinfection par la *sulfuration* des locaux est tombée, comme je viens de le dire, en un certain discrédit, car les résultats obtenus par ce procédé sont loin d'avoir toujours été satisfaisants. — Toutefois ce procédé a une réelle valeur et peut encore être appliqué dans nombre de cas.

Pour la technique de l'opération, je renvoie à la notice n° 7 du Règlement sur le Service de Santé à l'intérieur. Je répète cependant que trois conditions sont essentielles pour obtenir de bons résultats :

a. Quantité suffisante de soufre : 60 grammes par mètre cube ;

b. Humidité de l'air du local, en pulvérisant de l'eau pour poudroyer de rosée humide les murs, le sol ;

c. Herméticité complète du local, en obturant les joints des portes et des fenêtres par des bandes de papier collé, ou mieux en les lutant avec du mastic ou du plâtre.

Il faut trente-six heures pour assurer la désinfection d'une pièce, qu'on laissera largement se ventiler par des courants d'air avant de la réoccuper.

2° La désinfection par la *pulvérisation* de liquides antiseptiques est aujourd'hui communément employée dans nos régiments qui possèdent le pulvérisateur Geneste-Herscher.

Je ne décrirai pas ici la technique de cette pulvérisation, je parlerai seulement des liquides antiseptiques que l'on peut employer.

1° Celui qui tient le premier rang est le sublimé,

employé en solution au 1/1000ᵉ ; deux conditions ren-
forcent considérablement son pouvoir désinfectant :
a) son association à un acide, *b*) son emploi à chaud.

Le sublimé peut être associé à l'acide tartrique :

Sublimé......................	1 gramme.
Acide tartrique...............	5 —
Eau..........................	1 litre.

ou à l'acide chlorhydrique :

Sublimé......................	1 gramme.
Acide chlorhydrique..........	1 —
Eau..........................	1 litre.

ou à l'acide phénique :

Sublimé......................	1 gramme.
Eau phéniquée forte..........	50 —
Eau..........................	1 litre.

Une excellente formule qui a été proposée pour le
lavage des murs et des planchers est la suivante :

Sublimé......................	1 gramme.
Chlorure de sodium...........	1 —
Sulfate de cuivre............	2 —
Acide tartrique..............	5 —
Eau..........................	1 litre.

Et l'action microbicide de cette solution est encore
renforcée si on l'emploie à la température de 50 à 60°.

Il est indispensable de ne préparer la solution qu'au
moment de s'en servir. Puis, la pulvérisation terminée,
il faut laver l'appareil en pulvérisant de l'eau tiède

pour en nettoyer toutes les parties, et les soustraire à l'action du bichlorure de mercure.

2° Une autre formule d'une solution antiseptique pour la grande désinfection (murs, planchers, châlits) est la suivante :

        Chlorure de zinc..........   1000 grammes.
        Acide chlorhydrique.......   30   —
        Eau......................   2 litres.

(Mêlez à chaud)

dont on emploie un litre pour un seau d'eau de 10 litres.

3°.Une solution à recommander est aussi la suivante :

        Sulfate de cuivre...........   50 grammes.
        Eau.........................   1 litre.

4° Le chlorure de chaux est aussi un excellent désinfectant à la dose de 4 à 5 grammes pour 100.

Lorsqu'une maladie contagieuse épidémique s'est déclarée dans une chambre, la désinfection, réglementairement, s'impose ; on ne fait en général que la désinfection partielle de la chambre, c'est-à-dire que l'on désinfecte le plafond, les murs et le plancher, sur l'emplacement des deux, trois lits voisins de chaque côté. Mais tous les médecins militaires se sont souvent rendus compte de l'insuffisance de la pulvérisation au sublimé au 1/1000°, — même renouvelée à chaque nouveau cas, — pour enrayer une épidémie à son début. Des épidémies d'oreillons, — de rougeole, — de scarlatine se perpétuent dans certains casernements, malgré l'emploi permanent du pulvérisateur.

Il y a donc lieu de rechercher d'autres moyens pour assurer la désinfection efficace des locaux, et je recommande particulièrement deux moyens qui ont, à mon avis, une réelle valeur : 1° la coaltarisation des planchers et des soubassements, d'une part, et le blanchiment des murs et des plafonds, au lait de chaux d'autre part ; 2° l'aération et l'exposition au soleil de la literie et du paquetage, une fois par semaine au moins, et plus souvent, s'il le faut, lors d'une manifestation épidémique.

1° Je ne parlerai pas de la coaltarisation des planchers et des soubassements, qui a fait l'objet d'une circulaire ministérielle (2 février 1900).

Le blanchiment à la chaux, réglementaire tous les ans, et au besoin tous les six mois, peut être renouvelé, sur la demande des médecins, dans telle ou telle chambre où éclatent périodiquement des cas de maladies contagieuses.

Le lait de chaux doit être préparé frais, et d'après les indications fournies dans la notice n° 7 du Règlement sur le Service de Santé.

2° Le procédé de l'aération et de l'exposition au soleil de la *literie* et du *paquetage* des hommes est excellent, comme mesure de désinfection, et malgré les ennuis que cause ce déménagement, répété toutes les semaines, ou même tous les jours, si le temps le permet, lorsqu'on veut sérieusement combattre une épidémie qui touche une compagnie, un escadron, une batterie, on ne saurait trop le recommander.

Mais pour avoir son effet utile, ce procédé doit être appliqué suivant des règles sévères que je résume ici :

Toute la literie, ainsi que tous les paquetages des hommes, sont descendus dans les cours.

Les lits sont méthodiquement rangés en face des bâtiments : les couvertures sont bien tirées, et *sur elles*, le paquetage tout entier est défait, chaque objet restant étalé à l'air et exposé à la lumière du soleil pendant plusieurs heures de l'après-midi.

Il est essentiel que les médecins du corps s'assurent, *de visu*, que les prescriptions sont bien comprises et bien exécutées.

Trop souvent, le paquetage est descendu dans la cour, installé sur le lit, mais solidement ficelé en un ballot serré, lui-même recouvert par la couverture.

Il *faut* l'ouvrir et l'étaler entièrement, c'est le point capital. Et on n'oubliera pas le linge de corps, caleçons, ceintures, chemises, etc., ainsi que la musette individuelle toujours si hermétiquement fermée et si rarement aérée.

Soyons convaincus que ces mesures particulières de désinfection seront très efficaces, le cas échéant, pour éteindre une épidémie dans une caserne, quand elles pourront être appliquées avec suite.

3° Pour terminer ce chapitre, disons en quelques mots le moyen d'assurer la désinfection dès urinoirs et des latrines.

Les urinoirs seront lavés à l'eau courante ou par des chasses d'eau périodiques. On peut substituer à l'eau le graissage quotidien avec de l'huile (l'huile lourde de houille, de préférence), après avoir enlevé les concrétions calcaires par un brossage sérieux avec de l'eau aiguisée d'acide chlorhydrique (1 litre d'acide chlorhydrique pour 10 litres d'eau). Circulaire ministérielle du 22 décembre 1898.

Les latrines seront désinfectées à l'aide du sulfate

de fer (25 grammes par habitant) que l'on utilisera aussi pour les baquets des locaux disciplinaires — ou par une solution de sulfate de cuivre à 5 p. 100, — ou du lait de chaux à 20 p. 100, fraîchement préparé, d'après la formule de la notice nº 7 du Règlement sur le Service de Santé à l'intérieur.

Les médecins militaires ne perdront jamais de vue l'importante question des crachoirs, qui seront placés dans les escaliers, les paliers, les corridors en nombre suffisant, dans les chambres, à raison de deux par chambre, et qui seront de *grandes dimensions*. Ils seront entretenus et désinfectés, selon les prescriptions en vigueur.

Notice VI. — UN RÉACTIF TRÈS SENSIBLE DE L'ALBUMINE DE L'URINE

M. E. Spiegler fait connaître un réactif capable de déceler la présence d'une proportion d'albumine égale à 1 p. 350 000. Le réactif en question, pour avoir une sensibilité aussi marquée, doit être fraîchement préparé. — Quand il est un peu ancien, sa sensibilité diminue de moitié, ce qui est encore très suffisant pour la pratique.

La formule de ce réactif est la suivante :

Bichlorure de mercure......	4 grammes.
Acide tartrique............	2 —
Eau distillée	100 —
Glycérine.................	10 —

En voici le mode d'emploi : on acidifie nettement l'urine à l'aide de quelques gouttes d'acide acétique et on filtre le liquide si sa limpidité n'est pas parfaite (mucine, etc.). Puis on remplit à moitié un tube de verre avec le réactif et on fait couler l'urine goutte à goutte, dans ce tube, le long de la paroi. S'il existe un peu d'albuminurie, dès que les deux liquides viennent en contact, on voit se faire nettement un anneau blanchâtre à la limite des deux couches liquides.

Ce procédé n'est pas applicable quand l'urine contient des traces d'iode, parce que la production d'iodure de mercure fait naître au contact des liquides un anneau jaunâtre caséeux qui peut masquer l'anneau d'albumine. En cas de doute, l'addition d'un peu d'alcool provoquerait la disparition de l'anneau d'iodure et laisserait intact celui d'albumine. Dans la pratique, il suffit de s'assurer que le malade n'a pas absorbé d'iodures dans les quelques jours qui ont précédé la recherche, l'iode s'éliminant rapidement par les urines (*Moniteur thérapeutique*).

NOTICE VII. — RÈGLES DE L'ADMINISTRATION DE LA COCAÏNE

1° La cocaïne est un excellent analgésique local dont on ne saurait, sous aucun prétexte sérieux, proscrire l'emploi dans la pratique chirurgicale.

2° Son mode d'application réclame toutefois un certain nombre de précautions qui sont de la plus haute importance et peuvent se résumer ainsi :

a) La dose de cocaïne injectée doit être proportionnelle à l'étendue de la surface à analgésier ; elle ne dépassera dans aucun cas, 8 à 10 centigrammes, réservée aux grandes surfaces opératoires.

b) La cocaïne ne devra jamais être employée chez

les cardiaques, dans les affections chroniques des voies respiratoires, et chez les névropathes avérés. Cette exclusion est d'ailleurs commune à la plupart des anesthésiques connus.

c) La cocaïne devra être injectée *dans l'intérieur* et non *sous* le derme des muqueuses ou de la peau. — C'est la méthode *intradermique* de M. Reclus, substituée à la méthode *hypodermique*. On évitera ainsi l'introduction de la substance dans les veines, circonstance reconnue dans un certain nombre d'accidents observés.

d) L'injection devra toujours être pratiquée chez un sujet *couché*, sauf à le relever s'il s'agit d'une opération sur la tête ou dans la bouche.

e) La cocaïne devra être d'une pureté absolue, certains mélanges avec d'autres alcaloïdes, étant d'une nature particulièrement toxique.

f) La cocaïne employée dans une injection analgésique devra être fractionnée, de manière qu'une première introduction partielle soit suivie d'un temps d'arrêt de quelques minutes. Cette suspension servira d'épreuve et permettra d'observer s'il se produit des effets toxiques, dont l'apparition est, comme on sait, immédiate. C'est la méthode des *injections fractionnées*.

3° Employée ainsi d'une façon graduée et méthodique, la cocaïne présente, sur les anesthésiques ordinaires (chloroforme, éther, etc.), des avantages sur lesquels il est inutile d'insister : absence d'effets généraux, de période d'excitation, de perte de connaissance, possibilité des opérations sans le secours d'aucun aide, l'intervention opératoire étant *consécutive* et non *simultanée* à l'introduction de l'agent anesthésique.

4° La durée de l'effet anesthésique de la cocaïne est toujours suffisante pour permettre d'entreprendre toutes les opérations de la chirurgie ordinaire (*Journal médical de Paris*).

NOTICE VIII. — EMPOISONNEMENTS, INTOXICATIONS ALIMENTAIRES

Le traitement des empoisonnements doit répondre à trois indications essentielles :

1° Évacuation aussi rapide que possible du poison ingéré ;

2° Usage immédiat du contre-poison approprié ;

3° Soins généraux consécutifs pour réparer les désordres et relever l'organisme.

A. — I. L'indication la plus pressante est d'évacuer rapidement le poison ingéré par :

1° Le vomissement obtenu par la titillation répétée de la luette ; — l'administration de $1^{gr},50$ d'ipéca, en trois paquets, et donnés coup sur coup ; au besoin, d'une solution de sulfate de cuivre, 0,10 centigrammes dans 100 grammes d'eau distillée, une cuillerée à soupe toutes les cinq minutes, jusqu'à effet vomitif.

2° Le lavage rapide de l'estomac par le tube simple de Faucher, moyen très efficace qui vide l'estomac et permet ensuite de le laver avec un liquide approprié, quand on connaît la nature du poison. — On en neutralise ainsi plus rapidement les effets.

Si les douleurs sont très vives, on fera le lavage de l'estomac avec de l'eau cocaïnisée, à raison de 5 ou 10 centigrammes de chlorhydrate de cocaïne par litre d'eau.

3° Les évacuants, en particulier, comme purgatif, 20 à 30 grammes de sulfate de soude (par la bouche ou à l'aide d'une sonde), ou comme lavement, 15 grammes de sulfate de soude.

Dans les cas graves, il y aura lieu d'agir plus énergiquement en ranimant l'état général : compresses très chaudes sur la région précordiale, — cataplasmes sinapisés aux membres, — affusions froides sur la nuque. — Dans certains cas, il sera nécessaire de pratiquer la respiration artificielle avec les tractions rythmées de la langue.

On peut être aussi dans l'obligation de faire une injection de sérum artificiel, sérum concentré, chlorure de sodium 7 grammes pour 100 grammes d'eau distillée bouillie, que l'on injectera à l'aide d'un flacon ordinaire, moyen de fortune déjà signalé, — ou avec une seringue de Roux, si on peut s'en procurer.

II. Lorsque l'estomac a été évacué et vidé, il faut administrer un contre-poison, si l'on connaît la nature du poison ingéré.

Nous ne pouvons pas donner ici le traitement spécial de toutes les formes d'empoisonnement. Nous nous contenterons de résumer le traitement des empoisonnements par les substances toxiques enfermées dans l'armoire aux poisons des Infirmeries régimentaires (Circulaire du 31 mai 1899).

Acide azotique. — *Acide chlorhydrique.* — *Acide chromique.* — Ne pas faire vomir. — Siphon stomacal. — Eau alcaline : 10 grammes de bicarbonate de soude pour un litre d'eau ; — à son défaut, eau de savon : 15 grammes de savon blanc pour 2 litres d'eau tiède.

Alimentation avec le lait, l'eau albumineuse, les boissons émollientes, tisane d'orge, tisane de graine de lin. — Bains, cataplasmes, fomentations.

L'eau albumineuse s'obtient en battant dix blancs d'œufs avec leur poids d'eau.

Lavages de l'estomac avec la solution de sulfate de soude, 35 grammes par litre d'eau.

Injection hypodermique de morphine au 1/50ᵉ.

Alcoolé d'extrait d'opium : évacuation de l'estomac par la pompe stomacale.

Vomitifs : Eau chaude en abondance, — sulfate de zinc, 2 grammes, — poudre d'ipéca, 2 grammes.

Stimulation : Flagellation avec une serviette mouillée, faire marcher le malade de force, le pincer, le stimuler par tous les moyens, — lui faire respirer de l'ammoniaque, lui appliquer de nombreux sinapismes.

Café fort et chaud : un demi-litre de café par la bouche ou en lavement. — Éther.

Douches, sur la poitrine, en y versant une grande cruche d'eau froide. Après avoir essuyé, on répète plusieurs fois.

Injection sous-cutanée de sulfate d'atropine, en solution de 1 à 3 milligrammes, si on craint l'arrêt de la respiration.

Antimoine. — *Émétique pulvérisé.* — Pompe stomacale.

Vomitifs : Sulfate de zinc, 2 grammes. — Moutarde, une cuillerée à bouche. — Poudre d'ipéca, 1ᵍʳ,50 en trois fois, avec de l'eau tiède en abondance.

Sulfate de magnésie, 30 grammes dans de l'eau ou du lait.

Café fort et chaud, un demi-litre au moins.

Coucher le malade dans des couvertures chaudes. Bouteilles et briques chaudes à ses pieds. — Stimulants. Injection d'éther, une et deux seringues de Pravaz. — Injection hypodermique de morphine si la douleur persiste après atténuation des symptômes aigus.

Antimoine. — Kermès officinal.

Même traitement que ci-dessus.

Argent. — Azotate d'argent cristallisé et ses solutions.

Sel commun dissous dans de l'eau ou du lait à volonté.

Vomitifs : Moutarde, une cuillerée à bouche. — Poudre d'ipéca, 1^{gr},50 à 2 grammes en trois paquets.

Blancs d'œufs. — Eau albumineuse. — Boissons émollientes, tisane d'orge.

Injection d'éther, une à deux seringues de Pravaz.

Atropine. — Sulfate et ses solutions. — Pompe stomacale.

Vomitifs : Moutarde, une cuillerée à bouche. — Sulfate de zinc, 2 grammes. — Poudre d'ipéca, 1^{gr},50 à 2 grammes.

L'estomac peut être lavé avec du thé, ou de l'acide tannique qui est le contre-poison chimique.

Stimulants : Alcool, thé chaud, éther, café chaud. Sinapismes aux jambes, bouteilles d'eau chaude aux pieds, flagellation avec une serviette mouillée. — Douches.

Injection sous-cutanée de 1 ou 2 centigrammes de chlorhydrate de morphine.

Respiration artificielle.

Caustique à l'azotate d'argent fondu.

Même traitement que pour argent (voir ci-dessus).

Caustique de Vienne en poudre.

Eau vinaigrée en abondance : 100 grammes de vinaigre pour un litre d'eau. — Limonade tartrique : 10 grammes d'acide tartrique pour un litre d'eau. — Jus de citron. — Acide acétique dilué dans une grande quantité d'eau.

Lait. — Eau albumineuse. — Boissons émollientes. — Tisane d'orge. — Huile d'olive en abondance.

Pour faire disparaître les douleurs, injection hypodermique de morphine : une seringue entière d'une solution au 1/100e.

Chloroforme anesthésique. — 1° *Ingéré :* Siphon stomacal. Vomitifs : Moutarde, une cuillerée à bouche. — Sulfate de zinc ou ipéca, de 1 à 2 grammes.

Fortes doses d'eau contenant du bicarbonate de soude en solution, 4 grammes par litre.

Frictions, massage, flagellations. — Sinapismes aux jambes.

Injection d'un demi-litre de café fort et chaud dans le rectum.

Respiration artificielle.

2° *Inhalé :* Mettre la tête plus bas que le corps, et tirer la langue avec une pince pour dégager la bouche. — Tractions rythmées.

Débarrasser complètement la poitrine. — Flageller la poitrine et le visage avec une compresse mouillée.— Ouvrir portes et fenêtres. — Douches.

Application dans la région du cœur d'une compresse trempée dans l'eau bouillante.

Respiration artificielle à commencer *de suite.* Si l'on peut, électricité à courants interrompus. — Électrisation du nerf phrénique : larynx, estomac.

Cocaïne. — *Chlorhydrate et ses solutions.* — Vomitifs : Moutarde, une cuillerée à bouche. — Poudre d'ipéca, 1^{gr},50 à 2 grammes en trois paquets rapprochés.

Médication stimulante. — Café fort en grande quantité.

Respiration artificielle. — Frictions. — Massage.

Injection hypodermique d'éther, 1 à 2 seringues de Pravaz.

Extrait d'opium en pilules. — Même traitement que pour l'alcoolé d'extrait d'opium (voir ci-dessus).

Iodoforme. — Suppression de la cause.

Décoction d'amidon.— Eau albumineuse.— 10 grammes de bicarbonate de potasse dans 500 grammes d'eau, une cuillerée à bouche toutes les cinq minutes.

Mercure. — Calomel. — Pilules de protoiodure de mercure. — Siphon stomacal.

Vomitifs : Moutarde, une cuillerée à bouche. — Sulfate de zinc ou ipéca, 1^{gr},50 à 2 grammes en deux ou trois fois.

Eau albumineuse en grande abondance : 15 blancs d'œufs dans un litre d'eau. — Farine et eau.

Émollients ; tisane de graine de lin. — Eau de riz.

Stimulants, injection hypodermique d'éther.

Les premiers accidents conjurés, donner de l'iodure de potassium, du chlorate de potasse pour favoriser l'élimination du poison.

Morphine. — Chlorhydrate et ses solutions.

Même traitement que celui donné plus haut pour l'alcoolé d'extrait d'opium.

Plomb. — Sous-acétate de plomb liquide. — Siphon stomacal.

Vomitifs : Moutarde, une cuillerée à bouche. — Sulfate de zinc, ipéca, 1^{gr},50 à 2 grammes en deux prises rapprochées.

30 grammes de sulfate de magnésie dans trois quarts

de litre d'eau. Acide sulfurique, 1 gramme dans 250 grammes d'eau.

On peut même délayer ensemble 2 grammes d'acide sulfurique et 15 grammes de sulfate de magnésie dans un demi-litre d'eau.

Lait. — Blancs d'œufs. — Tisane d'orge. — Cataplasmes sur le ventre. — Injection hypodermique de morphine, s'il y a douleur.

Poudre de sublimé composée.

Même traitement que plus haut (voir *Mercure*).

Solution de sublimé concentrée. — Liqueur de Van Swieten.

Même traitement que plus haut (voir *Mercure*).

Solution phéniquée concentrée. — Administrer aussitôt 40 grammes de sulfate de magnésie dans un litre d'eau chaude.

Siphon stomacal.

Vomitifs : Moutarde, une cuillerée à bouche. — Sulfate de zinc ou ipéca, 1^{gr},50 à 2 grammes en trois doses rapprochées.

Lavage de l'estomac avec du sulfate de magnésie (25 grammes par litre) ou du sucrate de chaux, dissous dans une grande quantité d'eau tiède, jusqu'à ce que l'odeur de l'acide ne soit plus perçue. — Laisser l'estomac plein de la solution afin qu'il puisse l'absorber.

Blancs d'œufs dans de l'eau en grande quantité.

Donner 30 grammes d'huile de ricin ou un demi-verre d'huile d'olive.

Stimulants à volonté. — Eau-de-vie chaude avec de l'eau. — Injection d'éther. — Frictions. — Applications chaudes aux extrémités.

Respiration artificielle.

Chlorure de zinc liquide et solutions. — Siphon stomacal.

Carbonate de soude ou de potasse, 5 grammes dans trois quarts de litre d'eau chaude, répéter si nécessaire. — Ou lessive de soude commune bien délayée.

Lait. — OEufs à volonté. — Eau albumineuse.

Astringents : Acide tannique, 1 à 2 grammes dans 250 grammes d'eau. — Thé fort et chaux.

Cataplasmes sur l'abdomen. — Lavement d'amidon. — Si douleur vive, injection hypodermique de chlorhydrate de morphine au 1/50e.

Zinc. — *Sulfate de zinc officinal.*

Même traitement que ci-dessus.

Acides arsénieux. — *Granules.* — Siphon stomacal.

Vomitifs : Moutarde, une cuillerée à bouche. — Ipéca et surtout sulfate de zinc, 2 grammes en deux fois.

Donner à plusieurs reprises et à de courts intervalles 8 à 10 grammes d'hydrate de sesquioxyde de fer, préparé ainsi :

Eau distillée, 5 litres. Perchlorure de fer, 100 grammes.

Ajouter : Eau, 1 litre. Carbonate de soude, 70 grammes.

Filtrer à travers une compresse ou une serviette. — Le précipité rougeâtre obtenu sera donné dans de l'eau chaude, et en quantité illimitée.

Stimulants à volonté.

Boissons mucilagineuses : blancs d'œufs, tisane d'orge, de graine de lin.

Chaleur : Couvertures chaudes. Bouteilles chaudes aux extrémités. Frictions.

Cataplasmes de farine de lin sur l'abdomen et injection de morphine au 1/50°, une à deux seringues de Pravaz.

Si l'on est appelé plusieurs heures après l'accident, administrer, en même temps que l'antidote, de l'huile de ricin et des lavements purgatifs.

III. Les soins consécutifs à donner varient selon le poison ingéré. — Il y a lieu de réparer les désordres produits, de tonifier le malade par tous les moyens possibles, et de le changer d'air.

Nous n'avons pas à nous appesantir sur ce point, puisqu'en cas d'empoisonnement sérieux, les premiers soins ayant été donnés pour éviter une issue fatale, le malade sera dirigé sur l'hôpital où il achèvera sa guérison.

B. A côté des empoisonnements, nous avons parfois l'occasion d'observer des *intoxications alimentaires*, qui peuvent être occasionnées par l'ingestion de viandes altérées, avariées ou la consommation de légumes malsains.

La conduite à tenir dans un cas d'empoisonnement de cause alimentaire est la même que pour les empoisonnements en général.

Il importe avant tout, si on arrive à temps, d'évacuer le contenu de l'estomac par le tube de Faucher.

Si les matières toxiques ont eu le temps de pénétrer dans l'intestin, on administrera un purgatif, de préférence l'huile de ricin, 40 grammes, et on donnera des lavements répétés.

On fera de l'antisepsie intestinale à l'aide du calomel, un gramme.

Il est presque toujours nécessaire de rétablir les fonctions rénales, en ordonnant du lait en grande quantité et des boissons en abondance.

S'il y a de la contraction de l'iris, on recommande les injections sous-cutanées d'atropine (un milligramme chaque fois).

Si au contraire les pupilles sont dilatées, on fera une injection de morphine.

La diarrhée, en général, doit être respectée.

Le médecin militaire doit toujours surveiller et examiner les viandes et les conserves alimentaires qui servent à nourrir la troupe, et ne pas craindre de refuser toute denrée qui lui paraîtrait avoir subi un commencement d'altération.

Il n'oubliera pas non plus que des accidents ont été observés par suite de l'usage de pommes de terre avariées ou germées ; — et que des précautions sont à prendre pour la consommation de légumes crus, lavés dans de l'eau impure (fièvre typhoïde).

Nous renvoyons à ce sujet aux notes ministérielles du 26 novembre 1896 (pommes de terre germées), et du 5 mai 1897 (consommation de légumes crus).

QUELQUES CONSEILS

Nous allons donner, en terminant, quelques conseils généraux sur la façon *pratique* d'assurer le service chirurgical dans les infirmeries.

Ces conseils ne pourront évidemment s'appliquer à chaque cas particulier : ils sont susceptibles d'être modifiés ou améliorés, à l'occasion, par le médecin-major, chef de service.

Il est nécessaire, tout d'abord, de rassembler les blessés dans une salle spéciale, autant que le permet l'assiette du casernement de l'infirmerie.

Avec le type de construction actuellement adopté pour nos infirmeries, il est toujours possible de séparer nos malades en Fiévreux et en Blessés.

Une autre salle, s'il y a lieu, sera réservée aux Vénériens.

Je n'ai pas à insister sur les avantages sérieux de cette distribution des locaux et de cette séparation des malades en traitement.

Au service des Blessés, seront attachés deux infirmiers : un titulaire, un auxiliaire, qui changeront tous les trimestres, de telle sorte que, par ce roulement, tous les infirmiers viendront successivement assurer le service aux blessés où ils apprendront à bien appliquer une bande et à faire un pansement convenable.

L'on exigera de tous les infirmiers en général, de ceux attachés au service des blessés en particulier, une propreté aussi parfaite que possible. — Leurs mains seront toujours savonnées et nettoyées à fond. — C'est en insistant tous les jours, sur ce point particulier, qu'on leur fera prendre petit à petit l'habitude d'une propreté manuelle indispensable dans leurs fonctions.

Qu'il me soit permis aussi de recommander d'une façon spéciale à nos confrères des régiments de faire les pansements eux-mêmes en passant la visite journalière.

Bien souvent, l'on se contente d'examiner une plaie… puis de quitter le lit du blessé, en disant : Même pansement. — Et alors le pansement est fait par l'infirmier d'une façon plus ou moins correcte, sans surveillance parfois.

Bien que ce ne soit pas toujours très intéressant, je

le confesse, j'estime cependant que nous devons faire nous-mêmes les pansements, examiner une plaie, la laver, la nettoyer, la protéger sous le pansement classique et ne quitter le lit du blessé que la bande appliquée et l'épingle posée.

Cette façon d'agir est doublement utile : elle montre aux soldats que les médecins du régiment s'occupent d'eux réellement, et n'hésitent pas à les panser eux-mêmes pour les soulager et les guérir ; — elle sert aussi d'exemple constant aux infirmiers pour leur donner une leçon quotidienne d'ordre et de zèle ; ajouterai-je enfin que ce sera d'un exemple salutaire pour nos jeunes confrères les aides-majors qui nous assistent à la visite en leur inculquant des idées de devoir dont ils sauront faire leur profit ?

Faisons donc nous-mêmes nos pansements, et de temps en temps, faisons-les faire devant nous par les infirmiers dont nous connaîtrons ainsi le degré d'instruction spéciale. — Il faut en effet qu'ils soient à même de pouvoir appliquer un bon pansement en cas d'urgence lorsqu'ils accompagnent un détachement en route.

Ceci dit, il est indispensable d'avoir sous la main tout ce qui est nécessaire pour faire nos pansements.

Il ne serait évidemment pas pratique de faire chercher les objets de pansement dont on a besoin dans le local spécial de la pharmacie, qui sera dans une chambre voisine, ou peut-être au rez-de-chaussée.

Non, il faut centraliser ces objets indispensables dans la salle des Blessés.

L'ancienne boîte en bois, portative, d'une propreté douteuse, où tous les médicaments et objets de pansement se trouvaient pêle-mêle, a fait son temps. On doit trouver mieux.

Il est préférable, je crois, de préparer sur la table qui se trouve au milieu de la salle, les objets et médicaments qui peuvent être nécessaires au cours de la visite.

Puis, cette visite terminée, ils sont rentrés et enfermés à clef dans une petite armoire qui reste dans la salle des Blessés. — J'en ai fait faire une par la main-d'œuvre militaire du corps, à titre gracieux, de dimensions suivantes :

Longueur, 1 mètre; hauteur 0^m,70 ; profondeur, 0^m,40. Une planchette mise dans son milieu la divise en deux compartiments.

Les objets nécessaires au service courant, sont :

Une boîte en fer-blanc, grande : divisée en quatre compartiments par de petites lamelles de bois, ou des morceaux de carton, contenant : 1° de la charpie ; — 2° un demi-mètre de tissu imperméable ; — 3° du coton hydrophile ; — 4° de la gaze à pansement.

Une boîte en fer-blanc, petite, divisée en deux compartiments, contenant : 1° des compresses, grandes, moyennes, petites ; — 2° des bandes en toile.

Une boîte en fer-blanc, petite, contenant du coton ordinaire.

Des objets de toilette des mains : un pot à eau, une cuvette en porcelaine, un seau émaillé avec couvercle, un porte-savon avec savon, une brosse à ongles, une serviette de toilette en coton.

Deux cuvettes à pansement émaillées : dans l'une, de la charpie trempant dans une solution de sublimé au 1/1 000e ; — dans l'autre, quelques carrés de gaze à pansement, de différentes grandeurs, et trempant aussi dans la solution de sublimé au 1/1 000e.

Un bassin réniforme en cuivre nickelé.

Un bassin en porcelaine, carré, moyen, contenant les instruments suivants : un rasoir, un ciseau droit, un ciseau courbe, deux bistouris, un stylet, un porte-mèche, une pince à verrou, une spatule en fer.

D'autres objets de matériel, tels : une veilleuse en porcelaine, la petite lampe à alcool, une œillère en verre, un crayon de nitrate d'argent pour plaies simples, un crayon de sulfate de cuivre, un compte-gouttes, une seringue, deux pinceaux en blaireau.

Un paquet de cataplasmes Lelièvre.

Un rouleau de diachylon.

Les quelques médicaments dont on peut avoir besoin seront placés en petite quantité dans des récipients appropriés.

Pommade mercurielle........	30	grammes.
Vaseline boriquée...........	30	—
Vaseline iodoformée.........	20	—
Eau boriquée à 25 par litre...	1	litre.

Dans un flacon-goulot à verre blanc.

Eau blanche................	500	grammes.
Alcool camphré.............	100	—
Huile camphrée.............	100	—
Glycérine officinale.........	50	—
Poudre d'amidon............	100	—
Tannin et bismuth..........	100	—
Teinture d'iode.............	50	—
Collodion	30	—
Alcool et éther.............	50	—
Glycérine iodée.............	50	—
Talc, bismuth, acide borique.	100	—
Iodoforme..................	15	—

Dans un petit flacon recouvert de gaze pour servir de saupoudreur.

Poudre de calomel et d'iodoforme ãã................ 15 grammes.

Ces différents objets sont placés dans l'armoire, on sort pour la visite ceux qui sont nécessaires, les boîtes en fer-blanc, le bassin aux instruments, les cuvettes pour pansements, et on rentre le tout après la visite. La clef reste entre les mains du caporal d'infirmerie, qui la reçoit de l'infirmier, une fois la visite terminée.

Tous les jours, le médecin aide-major s'assure de la bonne tenue des objets de pansement, de la propreté des instruments, et fait le réapprovisionnement des médicaments.

TABLE DES MATIÈRES

QUATRIÈME SECTION. — **Maladies des appareils circulatoire et lymphatique.**

CINQUIÈME SECTION. — **Maladies de l'appareil digestif.**

SIXIÈME SECTION. — **Maladies non vénériennes de l'appareil génito-urinaire.**

ONZIÈME SECTION. — **Maladies vénériennes.**

DOUZIÈME SECTION. — **Lésions traumatiques.**

TREIZIÈME SECTION. — **Maladies diverses non classées.**

QUATORZIÈME SECTION. — **Accidents produits par l'action de la chaleur et du froid.**

DIX-SEPTIÈME SECTION. — **Malades en observation.**

APPENDICE

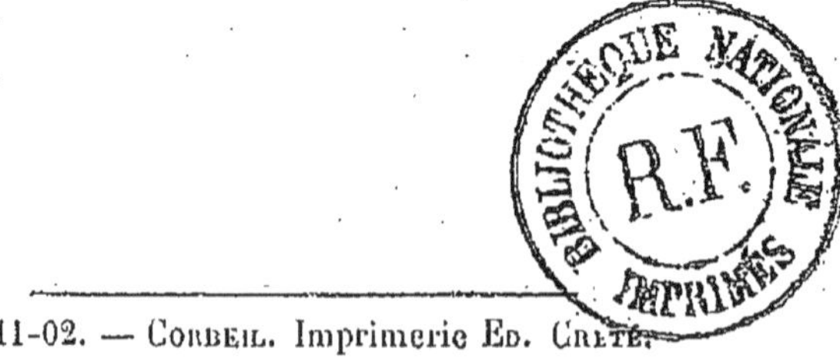

4011-02. — Corbeil. Imprimerie Ed. Crété.

EXTRAIT DU CATALOGUE MÉDICAL (1)
(Avril 1902)

Traité
DE CHIRURGIE

Publié sous la Direction

DE · MM.

Simon DUPLAY	**Paul RECLUS**
Professeur de clinique chirurgicale à la Faculté de Médecine de Paris, Chirurgien de l'Hôtel-Dieu, Membre de l'Académie de médecine.	Professeur agrégé à la Faculté de médecine de Paris, Vice-Président de la Société de chirurgie, Chirurgien des hôpitaux, Membre de l'Académie de médecine.

PAR MM.

BERGER — BROCA — PIERRE DELBET — DELENS — DEMOULIN — J.-L. FAURE — FORGUE — GÉRARD-MARCHANT — HARTMANN — HEY-DENREICH — JALAGUIER — KIRMISSON — LAGRANGE — LEJARS — MICHAUX — NÉLATON — PEYROT — PONCET — QUÉNU — RICARD — RIEFFEL — SECOND — TUFFIER — WALTHER.

DEUXIÈME ÉDITION, ENTIÈREMENT REFONDUE

8 forts volumes grand in-8° avec nombreuses figures dans le texte..... **150 fr.**

Tous les soins ont été apportés à cette seconde édition. Certaines parties, que les auteurs, trop pressés par le temps, avaient dû négliger, ont été complètement reprises, et il ne reste plus une ligne du travail primitif. Tous les articles, même les meilleurs, ont été remis au courant de la Science.

(1) *La Librairie envoie gratuitement et franco de port les catalogues suivants à toutes les personnes qui en font la demande.* — **Catalogue général.** — **Catalogues de l'Encyclopédie scientifique des Aide-Mémoire :** *I. Section de l'ingénieur. II. Section du biologiste.* — **Catalogue des ouvrages d'enseignement.**

MASSON ET Cie, ÉDITEURS, 120, BOULEVARD SAINT-GERMAIN, PARIS

TRAITÉ
de
Chirurgie d'urgence

Par Félix LEJARS
Professeur agrégé à la Faculté de médecine de Paris,
Chirurgien de l'hôpital Tenon, membre de la Société de chirurgie.

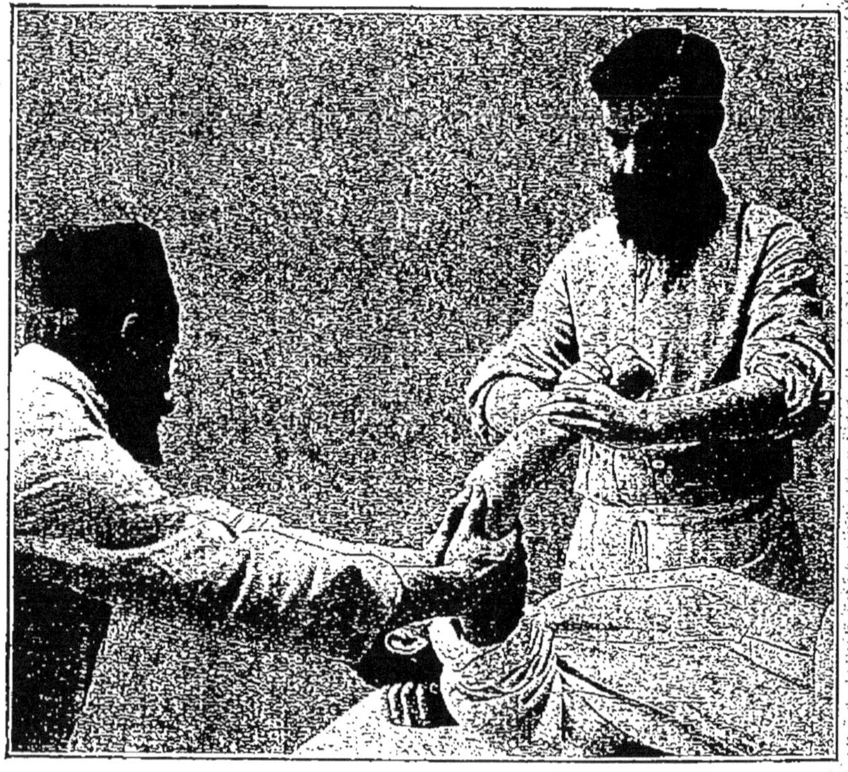

Fig. 547. — Réduction d'une luxation du coude *en arrière* — 1e temps de la manœuvre.

Troisième Édition, revue et augmentée

751 figures dont **351** dessinées d'après nature par le Dr **E. DALEINE** et **172** photographies originales.

Un volume grand in-8°, de 1035 pages. Relié toile .... **25** *fr.*

Le succès de deux éditions enlevées en quelques mois prouve
mieux que tout éloge la valeur et l'utilité du *Traité de Chirurgie
d'urgence* du Dr F. Lejars.

Fidèle à la méthode qui lui a assuré le succès, l'auteur s'est
contenté de rendre cette nouvelle édition à la fois plus complète
et plus pratique.

Des additions considérables, des remaniements importants, ont
été faits au texte et des dessins inédits et des photographies originales ont enrichi encore l'illustration déjà hors de pair et univer-

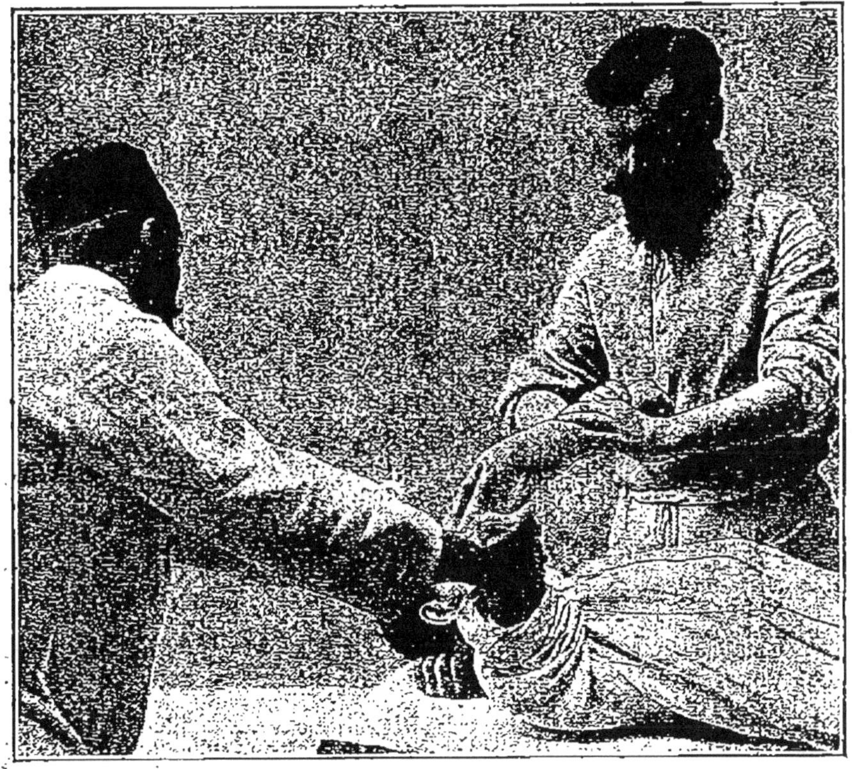

Fig. 548. — Réduction d'une luxation du coude *en arrière*. — 2e temps
de la manœuvre.

sellement appréciée qui fait de cet ouvrage un véritable album.

Ainsi amélioré, le *Traité de Chirurgie d'urgence* se présente
pour la troisième fois au public. Il trouvera auprès de lui l'accueil
élogieux et empressé qu'il a déjà rencontré et qu'il mérite à tant
de points de vue.

MASSON ET Cie, ÉDITEURS, 120, BOULEVARD SAINT-GERMAIN, PARIS

Traité élémentaire de
Clinique Thérapeutique

par le Dr Gaston LYON

Ancien chef de clinique médicale à la Faculté de médecine de Paris.

QUATRIÈME ÉDITION REVUE ET AUGMENTÉE

1 fort vol. in-8° de 1540 pages, cartonné toile...................... **25** *fr.*

La présente édition, augmentée de près de deux cents pages, a subi de nombreux remaniements et comprend un certain nombre de chapitres nouveaux parmi lesquels nous citerons ceux qui sont consacrés aux *accidents de la dentition*, aux *ulcérations des amygdales*, aux *abcès rétropharyngiens*, à *l'œsophagisme*, aux *œdèmes laryngés*, à la *syncope*, aux *phlébites*, à la *sclérose en plaques*, aux *tics*, aux *crampes*, aux *pseudo-rhumatismes infectieux*.

TRAITÉ D'HYGIÈNE

par A. PROUST

Professeur d'Hygiène à la Faculté de l'Université de Paris,
Membre de l'Académie de médecine, du Comité consultatif d'hygiène publique de France,
Inspecteur général des Services sanitaires.

Troisième édition revue et considérablement augmentée

AVEC LA COLLABORATION DE

A. NETTER	et	**H. BOURGES**
Professeur agrégé à la Faculté de médecine,		Chef du laboratoire d'hygiène à la Faculté de médecine,
Médecin de l'hôpital Trousseau.		Chef du laboratoire à l'hôpital Trousseau.

Ouvrage couronné par l'Institut et la Faculté de médecine.

1 vol. in-8°, avec fig. et cartes pub. en 2 fasc. En souscription...... **18** *fr.*

La 3e édition du *Traité d'Hygiène* du Professeur Proust, publiée avec la collaboration de MM. Netter et Bourges, constitue un ouvrage presque entièrement nouveau. Dans l'intervalle de vingt années, qui s'est écoulé depuis qu'a paru la 2e édition (1881), il s'est fait une transformation si complète des notions fondamentales qui régissent la science de l'hygiène, qu'une refonte à peu près totale de cet ouvrage s'imposait.

CORBEIL. Imprimerie ÉD. CRÉTÉ.

www.ingramcontent.com/pod-product-compliance
Lightning Source LLC
LaVergne TN
LVHW021930030726
842523LV00001B/109